循筋拨点疗法

王家祥　主编

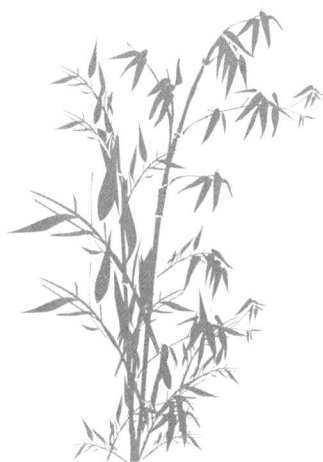

全国百佳图书出版单位

中国中医药出版社

·北　京·

图书在版编目（CIP）数据

循筋拨点疗法 / 王家祥主编 . -- 北京：中国中医
药出版社 , 2025.4

ISBN 978-7-5132-2748-3

Ⅰ. R249.7

中国国家版本馆 CIP 数据核字第 20259471AY 号

中国中医药出版社出版

北京经济技术开发区科创十三街 31 号院二区 8 号楼

邮政编码　100176

传真　010-64405721

廊坊市佳艺印务有限公司印刷

各地新华书店经销

开本 710×1000　1/16　印张 13.5　字数 214 千字

2025 年 4 月第 1 版　2025 年 4 月第 1 次印刷

书号　ISBN 978 - 7 - 5132 - 2748 - 3

定价　70.00 元

网址　www.cptcm.com

服 务 热 线　010-64405510

购 书 热 线　010-89535836

维 权 打 假　010-64405753

微信服务号　zgzyycbs

微商城网址　https://kdt.im/LIdUGr

官 方 微 博　http://e.weibo.com/cptcm

天猫旗舰店网址　https://zgzyycbs.tmall.com

如有印装质量问题请与本社出版部联系（010-64405510）

《循筋拨点疗法》
编委会

主　编　王家祥

副主编　施　杰　袁　建

编　委　余国燕　黎远瑞　迟卫进　许祥英
　　　　刘莉娜　胡丽娜

姜　序

　　中医，古称岐黄之术，源自岐伯与黄帝的对话论道。中医受中国传统文化的影响，尤其受中国传统道家思想影响。中医的智慧与道家的哲理是相通相承的。中医之道在于从天地自然和人的整体来调和阴阳，巧妙运用摄生之道、辨证论治之道，使神气形相合，阴阳之气升降出入协调，实现生命的大一统。若无长期的学、悟、行，便很难成为一名合格的中医医生。学习中医，勤学、善悟、践行，缺一不可，特别是对悟性要求甚高，若非刻苦学习，深究妙悟，知行合一，细研践行，是很难名行于世的。没有理论的实践是盲目的实践，只有大量的实践而不注重理论是固步自封的行为，两者均难以提高临证水平。王家祥医生将理论与临床实践相结合，自成体系，临证时有显著的疗效。其注重"一阳思想"，认为阳动阴随，以阳气的升降出入作为临床辨证的着眼处。本书可作为临床参考用书。

姜良铎

2024 年 9 月 20 日

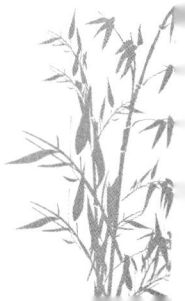

曾　序

我是一名中医爱好者，是中医圈外人。但自 2003 年无意间接触中医后，便一发不可收拾，再也无法放下。为中医做一点事，是我 10 多年来一直有的一个想法，我也在一直为此努力。搭建一个网上中医交流平台，可能是我更擅长的事情。于是 2008 年，我与朋友创建了"华夏中医论坛"。2019 年，我在"华夏中医论坛"的基础上，又创建了"四君中医网"。

在"华夏中医论坛"初创之时，王家祥便已加入，并迅速成为网站的管理员。10 多年来，他的人品和学术水平有目共睹，聚集在他身边的中医粉丝越来越多。据我观察，在平台上的所有讲师中，他的粉丝应该是最多的。王家祥是名副其实的"论坛明星讲师"。我认为这绝非偶然，原因有二：一是他的为人，真诚热情，重情重义；二是他的学术水平高超，观点新颖，学之用之即效。

2015 年，我的一个亲属患了股骨头坏死，无法正常走路，全家十分忧心。我第一时间想到的就是王家祥，遂向他求助。他既赐方又送药，令人感动，最后疗效也非常好。2019 年，我的岳母腿部肌肉疼痛了几个月，不能下蹲，不能远行，多方治疗无效，最后也是找到王家祥，症状才有所缓解。平台上还有会员自发整理他的文章做成电子书，可见一斑。

因为良好的口碑与实效，在制作中医视频讲座时，"四君中医网"邀请的第一人就是王家祥，而他讲座的内容便是循筋拨点疗法。可以这样说，循筋拨点疗法是王家祥融合 13 位老师真传和

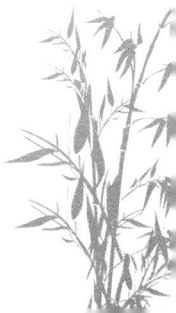

自己 20 多年的临床经验得出的"真经"，是几十年磨一剑的成果。有会员曾对我说看了王家祥的视频讲座受益匪浅，学用见效显著，特来感谢。现在王家祥毫不保留，通过此书将循筋拨点疗法和盘托出，相信此书将为中医界注入一股新的力量，也将推动中医推拿理论与实效更上一个台阶。

曾伟峻

2024 年 6 月于广西

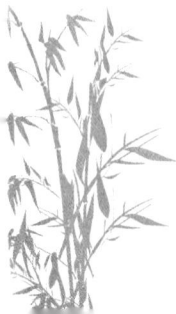

孙 序

　　小区里的绿化搞得不错，林木葱葱，曲径通幽。我们几人酒力未尽，谈兴尤盛，边走边聊，一个接着一个话题，貌似永远也说不完。已过午夜，我们在小区内已经转来转去1个多小时了，还是没找到出口……夜深人静，月朗星稀，几个成年人竟然在北京的一个小区里迷路了。

　　这是我第一次与王家祥见面时的情景，现在想起还是不禁莞尔。我与王家祥同是"华夏中医论坛"的管理员、主创者，网上相识已久，只是一直未曾谋面。从"华夏中医"，再到"四君中医"，一路携手奋斗过来，我们早已视彼此为知己。那次北京相见，更是老友重逢，没有半分隔阂。一心交流，无心寻路，或许才是迷失在小区里的真正原因吧。

　　王家祥专攻手法治疗，骨伤专业毕业后，先后拜师10余人，且经20余年的实践磨炼，融合众家之长，成就自己独特的理法。如果说《杏林心语：一位中医骨伤医师的临证心得》是其20余年的临证经验总结，那么本书将呈现给各位读者其特有的诊治体系。

　　具有真知灼见的中医前辈们曾提出"跟名师、读经典、做临床"的口号，但真正能做到的寥寥无几，而王家祥正是在这条道路上取得成功的一位。在谈跟师体会时他说："先与师合，再与师离。"合，就是要真正继承好老师的学术精华，把前辈的经验真正地融入自己的诊治实践中。离，就是要在继承的基础上，将实践经验再次升华为理论，反过来用于指导临床，扩展原有经验的应用范围。更准确地说，"离"是从"技"的层面向"道"的层面的

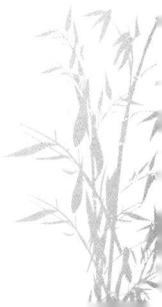

一种飞跃。在离与合之中，离是更加不容易做到的，除了自身的勤学善用，还要有坚实的中医理论基础和较高的悟性。

王家祥除在"四君中医网"开设循筋拨点疗法课程，系统地讲解其独创手法的应用外，还在十几个"四君中医微信群"中义务授课。从"道生阴阳""升降出入""纳气归根"等主讲题目中就可以看出，王家祥已经跳出从师父那里继承的经验局限，甚至已经跳出单纯手法治疗手段的范围，开始从经典中寻求中医的本源。经典是指导实践的根基。比如，在用常规方法治疗颈肩疼痛效果不佳的情况下，王家祥受《黄帝内经》之"东风生于春，病在肝，俞在颈项；南风生于夏，病在心，俞在胸胁；西风生于秋，病在肺，俞在肩背；北风生于冬，病在肾，俞在腰股；中央为土，病在脾，俞在脊"的启发，以阳升阴降为依据，应用中脘穴治疗取得非常好的疗效，并从中总结出"胃寒项僵眩晕生"，进而将此法扩展到方药的应用之中。这就是一个临床总结 - 回归经典 - 临床验证的过程。这也正是我们继承发展中医的正确道路。

《循筋拨点疗法》即将出版，希望热爱中医的诸位同道，通过对此书的学习，以王家祥医生为榜样，共同携手为中医事业的发展添砖加瓦，为人民健康贡献力量。

孙洪彪（三先生）

2024 年初夏

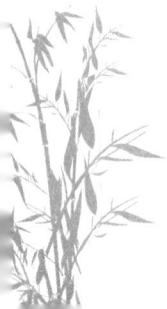

自序

　　我是一位普普通通的中医医生，读书的时候学习的是中医骨伤专业，曾先后拜民间 13 位医生为师，早年从医以治疗骨伤疾病为主。中医骨伤一直强调"七分手法三分药"，虽然治疗伤科疾病需要内外同调，但仍着重于手法的治疗。传统中医分流派，由于我学得比较杂，每一个师父都有自己不同的理论风格，所以我用了差不多 10 年的时间才将各位师父的理路简单融会。临床疗效虽然有所提升，但在治疗疾病的时候仍有许多不如意之处，于是我开始在经典医籍中寻找突破口。2010 年，我才开始认真学习《黄帝内经》《伤寒杂病论》，同时也看一些儒、释、道的书籍，感悟到儒、释、道、医四家理路是通的，都注重天性，也就是先天元真之气。先天元真之气也叫作"真一"；万物皆在性命之中，性命皆在真一之中；儒尽性以立命，释见性而度命，道成性以复命，医明性以救命；儒贯一、释皈一、道得一、医通一。通过对先天元真之气的理解，进而形成了自己临床治疗理路的核心——脏腑气化体系。

　　中医流派繁多，治疗方法不统一，方药治疗和针灸治疗疾病的理路都会有所不同。而当我深入理解脏腑气化体系后，开方、针灸、手法均用此体系作为临床诊疗核心。如临床中需要运用附子温阳的病证，均可以在关元穴区域触摸到筋结。我们可以手法拨按这个筋结，也可以艾灸这个筋结，还可以予以温通的方药，均能达到治疗的目的。如交感神经型颈椎病，患者会出现头晕、心悸、胸闷等症状，中医将此类症状归于痰饮。痰饮形成的主要

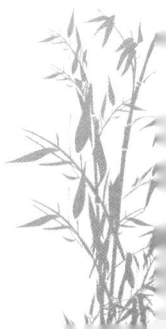

原因是胃寒。胃寒会导致后背肩胛间区僵紧或者背寒。我们拨按肩胛间区的筋结，让卫阳能够正常入里暖胃，胃暖则头晕、心悸等症状自解，其效果远比处理颈椎来得快。

2019年，《循筋拨点疗法》书稿就已经初步整理完成。但我一直觉得理路不够完善，因为我知道自己还有很多不足之处，而为医本就是每年都会有新的提升，如果一直觉得不够完善可能本书的编写工作就会无休止地停滞下去，而网络上关注我的不少朋友一直催促着我出版发行本书，于是又几经修订，现终将付梓。

本书是我的学生们将我在网络上讲课的内容进行整理而成，在此感谢帮我整理书稿的学生们。我自己总结的一些经验治疗点已经记录在我曾写的《杏林心语：一位中医骨伤医师的临证心得》一书中，故而在本书中没有重复提及。同时也感谢一直关注我、激励我成长的朋友们，更要感谢我的家人对我的支持。

王家祥

2024年11月21日

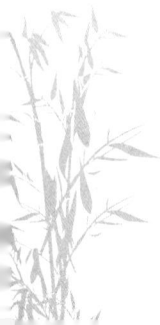

目 录

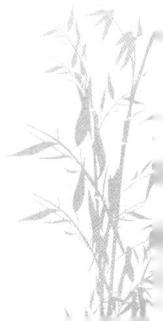

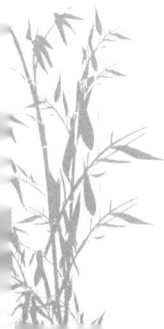

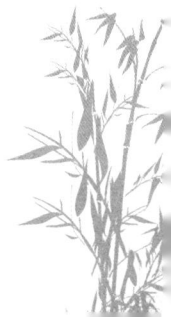

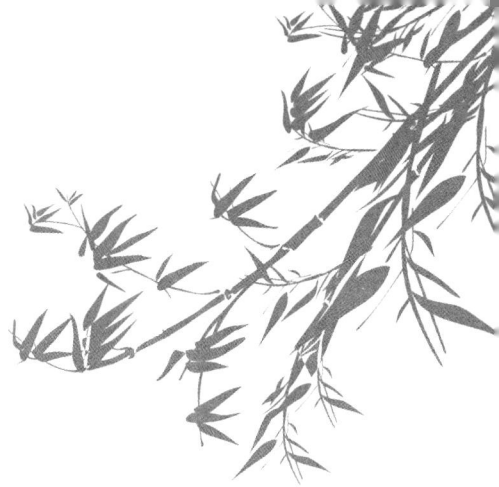

第一章

拨筋源起

第一节　循筋拨点疗法的源起

循筋拨点疗法是怎么来的呢？是我胡思乱想出来的吗？不是。我早年从医，学的是各位师父的理路。学医，特别是跟师，要先与师合，再与师离。只有先跟着师父的思路，你才能够明白师父处理患者的理路是什么。我一直主张学医一定要明理，只有明白理路，才会有的放矢。治疗疾病照搬师父的方法只是工匠之所为。若单纯照搬方法，有不少疾病是处理不了的，因为临床疾病千变万化。同样一个病，会有不同证型，而各证型中亦有变化，可能是以经络问题为主，也可能是脏腑功能失调所致。而同样的症状，发生机制不同，则处理方法有变。所以，学医首要的是跟着师父的理路走。只有真正理解师父的理路，才会完全明白师父的方法该如何用。与师离就是学会了师父的理路后融合自己的心得体会，并逐渐形成自己的理路方法，提高临床疗效，更好地服务广大患者。离是一个很难的事情。我花了 20 年的时间，才真正地做到与师离，才真正融会了各位师父的理路为一体，形成了自己的临床风格。

看过我写的《杏林心语：一位中医骨伤医师的临证心得》这本书的人应该知道，我所用的一些治疗点是在临床中用师父的理路对一些病证进行处理效果不理想时，而激发了自己的思考与学习，逐渐感悟出来的。通过临床实践，我发现了 100 多个治疗点，而常用的筋结点有 30 多个。我开始只是发现这些点在临床中对于一些疾病有显著疗效。而后，我逐渐发现这些筋结点均是按规律分布的。其中，有的是沿着十二经筋走向，而有的不是沿着十二经筋走向。这些没有沿着十二经筋走向的筋结点分布亦有规律可循。什么规律呢？运动力线。于是我结合人体的一些运动力线，逐渐整理了一些自己临床常用的经筋路线。这就是我最初总结出的经筋系统理念和动态系统理念。而后随着临床感悟的加深，结合中医骨伤注重筋骨并重

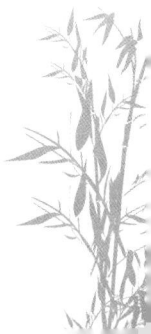

的思想，逐渐形成了骨骼系统理念。我认为，筋是约束并固定骨架的，筋发生挛缩或者松弛，关节会出现偏歪，关节偏歪又会导致筋的挛缩或者松弛，所以纠正关节错缝，筋的挛缩或者松弛则会恢复到正常状态。而后，我通过对《伤寒论》和《金匮要略》的研读，并将自己的临床经验与之对应，形成了脏腑气化系统理念和络脉系统理念。随着临床技术的不断提升，我又发现很多问题，如使用手法时不一定用太大的力度，只需要在皮肤处轻轻揉捏就可以很快改善症状，由此形成了皮部系统理念。

临床诸多疾病的治疗均以处理筋结为要，而筋结的发现需要用手在病变区域或者其上下、前后相连的部位去寻找，故而取名为"循筋"；对于筋结，我们多采用拨法来松解，故而定名为"拨点"。两者结合，故而将此法命名为"循筋拨点疗法"。

第二节　虚性疼痛话胫中

我最初是在郑怀贤所著的《伤科按摩术》中了解的胫中这个治疗点。这本书是我在初学骨伤时看的，书中记录了郑老的 55 个经验穴，胫中就是其中之一。这个穴位在什么地方呢？在内踝尖与胫骨内侧髁连线的中点（图 1-1），此处有比目鱼肌、趾长屈肌，胫骨后缘分布的主要是胫神经。此书中记载的手法是用第二至第五指沿胫骨内侧缘上推，局部会出现胀麻感。这种胀麻感发自小腿内侧，上至膝关节，下至足大趾。《伤科按摩术》中所载的胫中有什么作用呢？主要治疗胫骨疲劳性骨膜炎、膝关节损伤、髌骨软化症（并没有提到治疗腰腿疼痛）。后来我又看到一篇文章，讲的也是胫中。这篇文章主要介绍的是针刺疗法，取 1.5 寸毫针，先刺破胫中处皮肤，然后针尖向下沿胫骨后缘的皮下，向下方刺入 1.3 寸左右，轻轻捻转 15 分钟。此法可治疗急性腹泻。一般来说，捻转 2 分钟左右，患者就会感觉肠蠕动减慢，一般治疗 1 次就可以痊愈。此法治疗的是中医辨证属于肝脾不和证的腹泻，主要症状是脐周疼痛，疼痛发作时即有便意，便质稀薄，甚至排水样便。

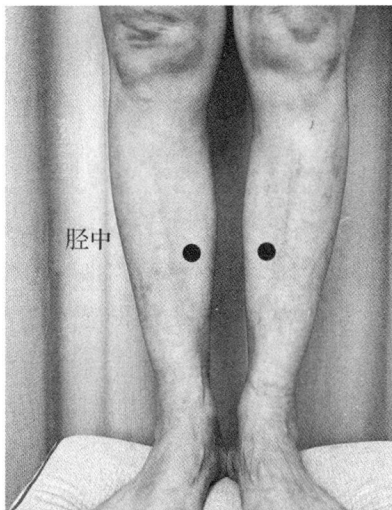

图 1-1　胫中

　　我在临床中发现这个点能够治疗虚性疼痛可以说是一个偶然，也可以说是一个必然。每次遇到难以治疗的患者时，我就会在患者全身寻找与疾病相应的"结"；如果找不到解决方法，我常常会整夜思考，甚至会连续查找几天资料进行研究，这是我的一个学习习惯。我是如何发现这个点能够治疗虚性疼痛的呢？

　　2014 年冬季，一位老年女性患者，年龄 74 岁，就诊时的主要症状是腰部伴下肢后侧膀胱经疼痛，尤其感觉大腿根部到腘窝部有拘急性、牵扯性疼痛。老人疼痛得难以忍受，甚至夜间也痛不能寐。到我处就诊时，患者已经疼痛 1 周了。因为患者表现为下肢后侧膀胱经疼痛，所以我就从足部到头部都给她做了放松，然而患者无任何缓解。从患者当时的体征来看，属于典型的肾阳虚表现，且疼痛区域在膀胱经，按《伤寒论》的说法是"太少两感"，于是我就给她开了一剂麻黄附子细辛汤。第二天，患者的疼痛症状没有丝毫改善，我又给她静脉滴注了地塞米松和丹参注射液。对于我们临床医生来说，遇到解决不了的疼痛时，最直接的方法就是使用激素。有时候为了缓解患者的痛苦，这也是一个没有办法的办法。然而到了第三天，患者症状依然如故。看着患者无助的眼神，听着患者痛苦的叫声，本想让患者到其他地方看，但我也有点于心不忍。这时，我的脑海中突然冒出"在表治里，在腑调脏"的治疗思路。患者虽然疼痛表现在膀胱经区域，但这只是标，而其根本是肾虚。之前对于这位患者，我都是让她取俯卧位，处理其身体后侧一线。而这次我让患者仰卧，从腹股沟区域向下寻找相应治疗点。

这样一找，我发现了两个点，也发现了散络，同时也进一步加强了我对表里经的运用。表里经（表里筋）通过络脉相连。患者常常表现为表筋疼痛，若处理效果不理想，就要在与它相表里的筋上去找原因。比如膀胱经与肾经相表里，膀胱经出现问题，我们就可以在肾经处寻找；胆经的问题处理不了时，我们可以到与其相表里的肝经处去寻找。依此类推，往往会收到意想不到的效果。对于这个患者，我发现了哪两个点呢？一个是腹股沟中点（此处有一个明显的筋结）；另外一个就是胫中这个点。患者对这两个点都非常敏感。

腹股沟中点临床部位不固定。我后来发现这个点治疗臀部疼痛效果非常好。曾经有一个患者，臀部疼痛伴下肢后外侧疼痛。其秩边点、跳跃点、转子点处都有明显筋结。但处理这几个点后（同时也处理了其腰背部），患者症状并没有得到改善。当时我就想到阳病找阴（表找里），于是就在腹股沟部位发现了明显的筋结，予以拨按后，患者疼痛大减。这是我最初使用这个点治疗臀部疾病，后来我将这个理路拓展为散络。也是因为这个患者对我的启发，所以我经常说医者要对患者怀有感恩之心，他们的身体表现会给你带来一些启发、一些帮助。在医者为患者解除病痛的时候，患者同时也在提升医者的医疗水平，灵感往往就在一瞬间。

话说回这位 74 岁的阿婆。我当时发现其有两个敏感点，一个是腹股沟中点，一个是胫中点。当我处理腹股沟中点时，患者感觉腿部一下就轻松了，大喊了一声"好舒服"。其胫中点处的结十分明显，从后向内前方斜向胫骨深处的骨面方向按压，可发现有一个鹌鹑蛋大小的结，不深压不容易摸到。当我松开这个结后，患者当即感觉大腿后侧牵扯感消失。治疗之前，患者已经 1 周不能下地行走了，处理后患者立即可以下地行走，只是行走时其大腿根部到腘窝部仍微微有牵拉感，但已经没有抽搐感了。后来复针刺胫中（直刺胫中筋结），针尾加灸。当晚患者就没有出现抽搐疼痛，安然睡了一个好觉。调理 1 周后康复。

后来我在临床中发现不少老年患者胫中点处都有筋结。除个别患者表现下肢内侧一线疼痛以外，还有不少老年腰腿疼痛患者并没有表现出胫中

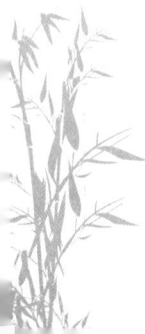

区域的疼痛，但触摸胫中点的时候常常会发现有明显的筋结。对于老年患者或者疼痛比较典型的青壮年患者，胫中点处多有筋结，处理后常会有立竿见影的疗效。后来我也在思考，为什么此点的治疗效果会这么好呢？肾经的经筋从足底出发，经内踝直上到大腿内侧根部，向上夹脊柱前侧，上循到头颅。当我们了解这条线路后，就会知道对于腰部深层的拘急性疼痛、颈部深层的拘急性疼痛、头部剧烈疼痛，都可以在胫中处找到敏感点。松解这个点，患者的头痛、颈痛、腰痛就会立即得到改善。而出现此类疼痛的患者大多是肾阳虚之人，常肢体乏力，若复受寒邪，两感于寒，则疼痛以拘急性为主。如内寒重则肾经经筋挛缩而腰部屈曲不能后伸，此皆虚寒在内，当取肾经之经筋为主。

　　胫中点还可以治疗跟腱炎。跟腱炎大多是由于跟腱滑囊受到牵拉挤压而导致肿大、疼痛。当跟腱牵拉太过，其附着在跟骨部位的骨膜受到进一步的刺激就会增厚、肿大。而跟腱是由比目鱼肌和腓肠肌的肌腱向下延伸汇合而成。比目鱼肌在内侧，我们行走，特别是上下楼梯的时候，小腿内侧受力比外侧大。所以在这类患者的胫中区域多可以摸到明显的筋结。脚后跟疼痛的患者，对其胫中点予以松解，其疼痛症状大多会立即得到改善。我们也可以用刃针松解这个筋结。

　　患者刘某，男，2015 年 8 月 16 日来诊。4 个月前因在跑步机上跑步强度过大，致使右足跟腱疼痛，在多处治疗，效果不明显。来诊时，行走、下蹲时右足跟腱有牵扯感，行走 200m 即感右足跟部上方疼痛，右足不能着地，着地即感跟骨后上方疼痛难忍，患者深以为苦。查右小腿内侧胫骨后上 1/3 部位深压有 1 个 2cm×2cm 大小的筋结，按之剧痛。予揉按弹拨松解，患者行走即感觉跟骨后上方没有牵拉感。复在筋结部位行温针治疗，再在筋结部位外敷具有软坚散结作用的膏药。隔日治疗 1 次，4 次痊愈。

第三节　身如绳捆解脉求

　　2014 年 12 月的一天，我的诊室来了这样一位患者，年龄 48 岁，农民。

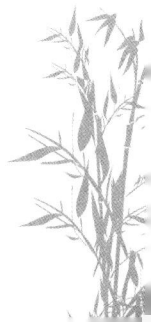

其自述 3 天前在自家鱼塘打鱼时不慎滑倒跌入鱼塘中，当天并未有不适之感，次日起床时感觉全身酸痛，腰部僵紧，如有一根绳子捆绑着腰部，自觉下腹部坠胀。找村卫生室的医生开西药内服 2 天，无任何效果，且自觉腰部捆绑感加重。来诊时，我先用常规手法松解其腰部，无任何效果。后想到《素问·刺腰痛》提道："解脉令人腰痛如引带，常如折腰状，善恐，刺解脉，在郄中结络如黍米，刺之血射以黑，见赤血而已。"由此可知，解脉引起的腰痛，腰痛如带。腰痛如带是什么意思呢？就是说好像腰部捆了一条皮带，且勒得比较紧。也有人将此症状形容为"腰重如带五千钱"，也就是说腰部感觉僵紧沉重。上文提到的这句话建议我们在委中区域寻找怒张的络脉放血。但我遇到的这个患者委中区域根本没有怒张的络脉。于是我又想到《素问·刺腰痛》中的另一句话："解脉令人腰痛，痛引肩，目䀮䀮然，时遗溲，刺解脉，在膝筋肉分间郄外廉之横脉。出血，血变而止。"我认为这句话的意思是建议我们在膝关节外侧间隙有明显静脉怒张的部位点刺放血。虽然我平时很少使用放血疗法，但这句话给了我一个启示，即对于腰部酸胀如绳捆绑的症状，可以在膝关节外侧寻找治疗点。于是，我查找该患者的膝关节外侧间隙处，真的在两侧上胫腓关节的上方均触摸到明显的筋结，且压之剧痛。随着拨按，筋结逐渐软化，患者腰部的捆绑感和下腹部的坠胀感随之消失，身体的酸胀感也明显缓解。于是我将膝关节外侧间隙处的反应点定为解脉点。

　　这之后的没几天，我的一个朋友患风寒感冒，全身有捆绑感，无汗，高热，体温达 39℃，西医治疗 2 天没有任何效果，于是来找我寻求中医治疗。来诊时，其面部红且浮肿，两眼通红，泪水汪汪，自觉全身好像被绳子捆绑一样，非常痛苦，还感觉胸中憋闷，稍稍活动则呼吸困难。单从症状来看，这是典型的麻黄汤证。我联想到解脉点可以治疗腰部如带，于是直接找膝关节外侧间隙处，结果真的在两侧膝关节外侧间隙处触摸到明显的筋结点，且按压剧痛，于是予以拨按。随着对其两侧筋结点的松解，其后背开始微微出汗，且自觉身体一下就松快不少，被绳子捆绑的感觉消失。我见行之有效，则复针大椎、双曲池、双膝关节反应点，20 分钟后测量体温显示已降至 37.2℃。

　　根据"无处非筋，无处非络"的理论，同时结合这两个患者的情况，

循筋拨点疗法

我联想到络好像地球的纬线，一圈一圈地围绕着人体。腰部如带，其实全身无处不如带。从小的方面来讲，颠顶头痛，即头部颠顶区域如带；头痛如裹，即整个头部如带，这是由于头部帽状腱膜挛缩所致。从大的方面来讲，全身有捆绑感，即全身如带。所以我认为只要身体有捆绑感，无论是头痛，还是颈痛，采用膝关节外侧解脉点应该都会有效果。于是后面我遇到颠顶头痛的患者，亦直接取解脉点，发现效果也是立竿见影的。

解脉点在膝关节外侧腓骨头上方的间隙区域，具体位置不固定，在此区域找最敏感的点就可以了（图1-2）。

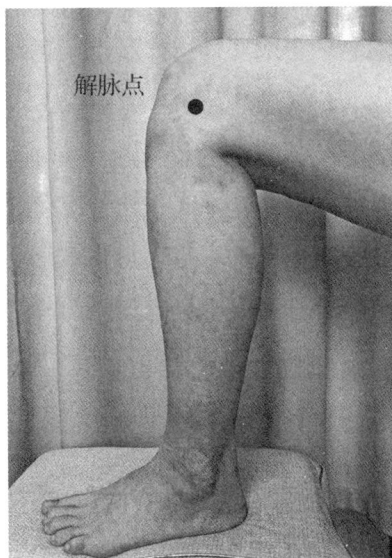

图1-2　解脉点

第四节　腰不可顾上关上

上关上与解脉有异曲同工之妙。先谈谈我对这个点的了解。2015年，有一个患者腰痛不能左右旋转，不能屈伸运动。此症状若按《素问·刺腰痛》中的理论来讲，属于少阳腰痛。原文为"少阳令人腰痛，如以针刺其皮中，循循然不可以俯仰，不可以顾，刺少阳成骨之端出血，成骨在膝外

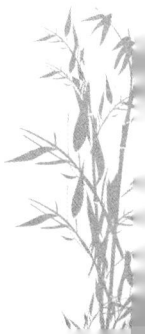

廉之骨独起者，夏无见血"。这段话的意思是足少阳经脉发病使人腰痛，痛如用针刺于皮肤之中，逐渐加重不能前后俯仰，并且不能左右回顾。治疗时应刺足少阳经成骨的隆起点处，令其出血。成骨即膝外侧高骨突起处，若在夏季则不要刺出血。其实解脉点也源于"成骨在膝外廉之骨独起者"。成骨就是腓骨头。我就是在腓骨头的上方，膝关节外侧间隙找到的敏感点，发现其治疗腰痛的效果很好。后来我将这个点拓展到治疗全身不适，效果也非常不错。其对于肩周炎的治疗效果也是很好的。

对于这位患者，我本来也打算使用解脉点治疗的。不过他描述10天前左耳患过中耳炎，吃药后耳朵不痛了，开始出现腰痛，且腰痛一天比一天重，来我处治疗时已经疼痛3天了，现在甚至不敢翻身，身体一动就感觉整个腰部剧痛，起床也费了很大的力气，还不能弯腰穿鞋。从症状上来讲，该患者完全符合少阳腰痛证。想到患者说腰痛之前出现过耳痛，而足少阳胆经的循行路线绕耳，且解脉点在足少阳一线。既然都与少阳有关，我就试着摸了一下其耳朵周围，发现上关部位，特别是左侧耳前的上关区域有明显的筋结，按之患者感觉剧痛。我继续揉拨这个部位，患者因为疼痛身体也不断摆动。不到1分钟，患者居然感觉腰部疼痛缓解了一半。于是我又针刺其两侧上关，针尖向下，之后让患者走动、转腰、下蹲。半小时后，患者疼痛缓解80%。第二天，又用同样方法治疗1次，患者痊愈。

通过对这个患者的治疗，我对上关区域也逐渐重视起来。我发现临床中大部分患者在上关区域都有敏感点，而这个敏感点并不在上关这个穴位处，而是在上关偏上一点，大约在上关与悬颅之间，故而我将其定名为上关上。这个点的治疗范围非常广，可治疗耳鸣、耳聋、目眩、青盲、上齿龋痛、口噤不开、偏风、口眼㖞斜、偏头痛、惊痫、寒热、痉引骨痛。我重点说一下痉引骨痛。痉，即痉挛的意思。痉引骨痛，即身体产生痉挛，牵扯到骨头疼痛，简而言之就是全身剧烈疼痛。后来我发现这个点还可以治疗酒醉后导致的头痛。机制是胆经（筋）之所过，主治所及。

我常说，人无非皮一张、肉一块、筋一层、骨一串，只是分区分段而已。皮不必说，大家通过肉眼就可以看见，而筋呢？其实筋与筋之间是有关联的，是相互影响的。上关上区域会连接手少阳、手太阳筋。筋之所过，主治所及，所以上关上自然可以治疗上肢的疼痛，或者肩部不能上举。我

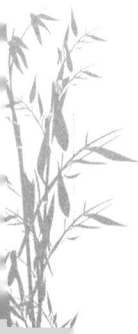

们用经脉治疗疾病，就要考虑经脉的交会。上关上区域可以关联几条筋，只要与其相关联的筋出现问题，都可以在这个区域寻找敏感点进行治疗。一般哪侧疼痛取哪侧就可以了，若是两侧疼痛则取双侧。后来经过反复临床验证，我发现这个点的治疗范围非常广泛。这里要提醒一下大家，循筋拨点疗法虽然讲的是穴位，但不局限在穴位这一点，而是一个区域。因为在临床中，结有大小、有偏移，不一定固定在具体的穴位上。关于穴位的寻找，大家应该明白"阳找凹，阴找动"。意思就是阳经的真穴大多在凹陷部位，阴经的真穴大多在动脉搏动的旁边。所以，循筋拨点疗法中并没有特别固定的点，讲的大多是某个区域，然后在这个区域中寻找最敏感的点。

还是以腰痛为例。我们都知道足太阳经上的穴位能够治疗腰痛，比如昆仑。那么手太阳经上的腕骨能不能治疗腰痛呢？一样是可以治疗腰痛的。同名经可以相互运用，不要拘泥。我在这里给大家拓展一点针灸理路。十痛九虚，虚则补之。除针法和顺经刺以外，我们可以寻找上一条经去补，这也是针刺的一个秘法。小肠经连接膀胱经，膀胱经一线疼痛，可取小肠经（用补法），效果比单纯用膀胱经要好。而效果的好坏取决于是否找到了真穴。至于真穴的寻找，前面已经提到了"阳找凹，阴找动"的大方向，其他的大家可以自己去揣摩。

另外，足少阳经与阳跷脉并行，而阳跷脉有什么作用呢？在《标幽赋》里面有一句话"阳跷阳维并督带，主肩背腰腿在表之疾"。由此可知，肩背腰腿疼痛大部分是在表的。因为阳跷脉与足少阳经并行，所以足少阳经亦能够治疗在表的疾病。在经脉的"开、阖、枢"中，少阳为枢。枢是枢纽的意思，表明少阳经可以调节太阳经（后）与阳明经（前）。这里就不拓展讲太多的理路了。值得注意的是，使用上关上，但也不要死守上关上。我们在临床中常是几个点搭配运用，同时可以寻找一下角孙、头缝穴区域是否也有敏感点，有则配合运用。

下面举几个例子。

例1： 患者左侧大腿秩边到委阳一线牵扯疼痛，弯腰则牵扯感更强。我没用揉按手法，直接针左上关上区域的敏感点、右头缝穴区域的敏感点，让他做行走、下蹲运动，当时痛减过半。第二天，患者还有微微痛感，治疗同前，后未来就诊。

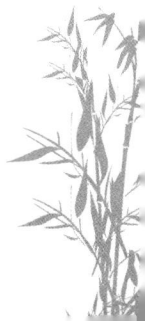

例 2：患者腰骶部疼痛 2 个月，不能弯腰，弯腰即感腰骶部牵扯疼痛（骶骨区域明显）。曾经在某医院骨科治疗 1 个月，效果不明显。查体时我发现其痞根到肩胛骨下角之间部位僵紧。予轻微按揉，复针刺双侧上关上、膀胱经人字缝区域，然后让患者行走、下蹲。过了一会儿，患者就可以弯腰了，其感觉腰骶部牵扯感明显缓解。

例 3：老年女性患者腰痛，甚至睡觉不敢翻身。我先轻微按揉其腰部，再轻微按揉其耳前、耳后，后针两侧上关上、角孙，让她行走、下蹲，患者当即自觉缓解，当晚就可以趴在床上，翻身时虽腰部还有疼痛感，但已缓解不少。

疗效是第一位的。我们不鼓吹某个疗法或者某个治疗点的神奇。临床中也有不少患者病情反复，这是值得我们思考的问题。大家一定要搞清楚，不要因为我前面举了几个效果好的案例，就认为每个患者都能获得速效，其实治疗时间长的情况也有很多。为什么有的患者起效慢呢？还是以少阳腰痛为例进行解答。"少阳令人腰痛，如以针刺其皮中，循循然不可以俯仰，不可以顾，刺少阳成骨之端出血，成骨在膝外廉之骨独起者，夏无见血。"大家要重视其中的一句话"夏无见血"。无见血，意思就是不要刺伤营分。《伤寒论》有言：荣行脉中，卫行脉外。当然，这是指正常状态下，人体没有生病的情况。学针灸的人几乎都看过《灵枢经》。《灵枢·九针十二原》言："夫气之在脉也，邪气在上，浊气在中，清气在下。故针陷脉则邪气出，针中脉则浊气出，针太深则邪气反沉。"这里的浊气指的是卫气，清气指的是营气。我对此不做太多解释，只给大家一个结论"浅刺刺卫，深刺刺营"。夏季阳气在表，刺卫气则浅刺。少阳经和阳跷脉相同，都主在表的问题，故要浅刺，不能深刺。所以，如果患者的病情比较严重，邪在里，单纯处理上关上区域，效果就不会那么理想了。

第五节　升降失宜大横寻

2018 年 3 月，一位 48 岁的男性患者来我处就诊。其腰部胀痛难耐 6 天，自觉腰部有一股气来回窜动。曾经在某医院行针灸、推拿治疗，并输

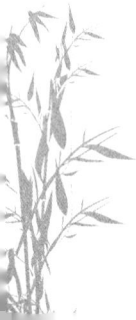

液 5 天，症状没有任何改善。来诊时，每间隔 2 分钟左右就感觉腰部猛地抽痛一下，患者尖叫连连。这位患者以前也曾找我看过病，其夫妻感情非常好。但这次就诊，我发现他常与妻子争吵，且易唉声叹气，烦躁不安。开始我也是用常规手法放松了其腰部，但没有任何改善。于是我想到《素问·刺腰痛》言："飞阳之脉令人腰痛，痛上怫怫然，甚则悲以恐。刺飞阳之脉，在内踝上五寸，少阴之前与阴维之会。"这个患者的症状不就是典型的"痛上怫怫然，甚则悲以恐"吗。"怫然"的意思是愤怒貌，简单来讲就是人生气的样子，"怫怫然"想必就是非常生气的样子吧。由此我对"怫怫然"有了深刻的认识。发脾气也是一种发泄。"甚则悲以恐"说明患者对这种疼痛感到恐惧。这些都是形容疼痛的性质比较严重。我对其做腰部手法的时候，也曾取过胻中，但没效果。当我想到这段条文后，就想到了应取阴维脉的起点筑宾穴，但检查时发现这个区域并没有明显的压痛与筋结。于是我顺着阴维脉上循，发现两侧大横部位都有明显的筋结，轻轻一揉，患者便感觉十分疼痛。当我把大横区域的筋结揉开，患者当即吐出一大口气，自觉腰部有气窜动的症状消失，也没有腰部猛然抽痛的感觉了。复针大横巩固。第二天，患者来复诊，述回家后腰部偶尔还有气窜动的感觉，但抽痛感再也没有出现过。复揉按大横再针刺。第三天患者自述症状完全消失，巩固治疗 1 次。

许多疾病常常随着季节变化而变化，中医将其归于季节性疾病。伤科疾病也常常会在某一个时间段里，频频出现类似的问题。治疗好这位腰痛患者后，接连来了几个小腿胀痛的患者。这几位患者都有一个共同的表现——烦躁，且小腿出现一阵阵的转筋似的疼痛。也有一两位患者感觉大腿到小腿之间有一股气来回窜动。常规处理无效后，我又想到"怫怫然"。果然，我在这些患者的大横区域均发现筋结，而处理好大横区域的筋结后，这些患者腿痛转筋的症状都立即得到了改善。我知道存在季节性疾病，于是联想到当年是戊戌年。太阳寒水司天，太阴湿土在泉，中运火太过。而这个时间段的客气是少阳相火，主气是厥阴风木。主气为木，客气为火，主气生客气为逆，客气不当其位，主客颠倒，气候异常，发病重。也就是说，这一年春分之前的气候比较异常。司天主上半年，当年上半年寒气重；在泉主下半年，当年下半年湿气重。总的来说，2018 年寒湿比较重，而中

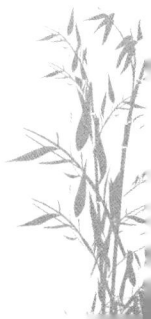

运火太过，则热蒸湿动。司天为寒，在泉为湿，中运为火，客气为火，主气为木，综合分析，就是热蒸湿动，湿比较明显。

这也是中医所讲的伏气为病。也就是说，2017年冬天，如果感受了寒邪，且寒邪没有被排出体外，而是伏在肌肉经脉之间，待到2018年开春，人体的阳气开始升腾，就会鼓动体内（肌肉经脉之间）的寒气外排，寒气不能正常外排则出现疼痛。为什么又以下肢疼痛为多见呢？寒湿伤于下，在下的寒湿比较重。寒湿的排泄，特别是肌肉经脉之间寒湿的排泄主要靠汗解。如果人体的毛孔不能正常开泄，体内的阳气鼓动又比较强，就会出现寒湿乱窜、游走不定，且以下肢为甚。这个节令的气候是风生火起而湿动。就好比盖着锅盖用大火烧水，锅内的水剧烈沸腾，锅盖被顶得"咣当"作响。处理这种情况一定要调整火力，让火不要那么大。而在人体中，大横就是这个开关。

大横，足太阴、阴维之会。横，门闩也，门之开关。大横也是脾经的经穴。脾在人体中主枢转。枢转，开阖也。大横，脾之总轴。大，表其重要。大横，经穴名，出自《针灸甲乙经》。这个穴位的别名叫肾气，为什么这样命名呢？肾为胃之关。胃能否正常腐熟饮食，靠的是肾气，即肾阳是否充沛。脾的作用是为胃行其津液。也就是说，我们吃进的饮食要靠脾的运化才能够正常转变为气血。若想要脾的功能正常，肾气（肾阳）就必须充沛。肾阳充沛才能正常温煦脾土，脾才能正常将饮食转化为气血。大横是接受肾气的开关。此处有结，则肾气（肾阳）不能正常温脾。脾无肾阳的温煦则虚，脾虚则生湿，湿郁于肌表则出现酸痛症状。大横又主枢转。大横枢转正常则心火能够正常下归于肾，肾精也能够正常上输于心。如果大横枢转失宜，则心火不能正常下归于肾，而会浮越于上，浮越于表。心火浮越于表就会鼓动在表的湿邪，肌表的湿邪就会乱窜，故而会出现肢体的烦疼。这也类似于中医的痹证。

我在临床中发现很多虚性疼痛患者在大横区域都会有明显筋结。这也进一步说明，大横有调节人体气机升降的作用。当人体气机升降失宜的时候，大横区域就会出现明显的筋结。我们对大横进行处理后，虚性疼痛的症状多会立即得到改善。

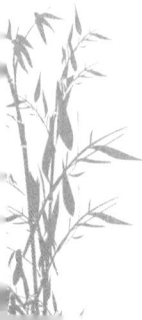

第六节　夜间腰痛问章门

　　白天腰部无症状，夜间腰部疼痛，且疼痛不能入睡，这种情况在临床中很常见。我曾经写过几篇关于夜间腰痛的文章，但当时我选择的治疗手段多是内服或者外敷中药，或者从温针入手，多以温通为治疗原则，疗效非常不错。后来，我也见到有的人从肌肉入手，用手法或者刃针松解深部组织来进行治疗。因为自己已经有了不错的治疗手段，故对这些方法没有太过于重视。当然，这也是我先入为主的观念导致的。因为早年对于夜间腰痛的患者，我曾经采用过手法揉按的方法，但没有效果，故手法不能治疗夜间腰痛的理念在我的思想中扎根，进而导致了我在手法治疗夜间腰痛方面一直没有任何突破。后来，一个偶然的机会让我对此病的手法治疗有了一个新的认识。

　　有一天，我遇到了一个患者，他的主要表现是胸腰结合部胀痛，同时感觉胁肋部胀痛。他说自己揉按一会儿胁肋部，腰部疼痛就会消失，但过一会儿腰部便又开始感到胀痛，这个现象已经持续十几天了。因为自己通过揉按可以缓解胀痛，所以一直也没来医院就诊。但病情总不见好转，故找到我寻求治疗。我在患者的胁肋部仔细触摸了一下，发现在第十一肋游离端附近有一个条索状的筋结，按之患者感觉剧痛。当时患者腰部疼痛的部位在痞根区域。从我所总结的直络理念来讲，痞根向前对应的刚好是第十一肋游离端这个区域。患者自己不知道寻找敏感点，只是大面积地揉按胁肋部，所以虽有效果，但不持久。患者虽然自己感觉胸腰痞根区域疼痛，但在痞根区域并没有找到明显的压痛点，而且痞根区域肌肉也没有明显的僵硬感，于是我轻柔仔细地拨按了第十一肋游离端这个部位的筋结，患者腰部的胀痛感便消失了。这个患者不愿意内服或外敷中药，所以我也没有再给他使用其他的治疗手段。第二天，这位患者前来复诊，对我说昨天给他治疗后感觉腰痛好多了。我又在其第十一肋游离端找到这个点，发现筋结变小很多。我继续轻柔地拨按这个筋结。之后患者便没有再来复诊了。几天后，患者在大街上看见

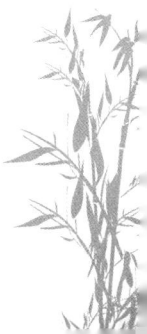

我，与我打招呼，告诉我腰部已经不感觉胀痛了。

虽然之前有时我也会通过处理腹部来治疗腰痛，但这个患者的情况让我对于腰部疼痛有了一个新的认识，也有了一个新的思考。第十一肋游离端处有一个穴位，叫章门。学针灸的人都知道章门是八会穴之一，即脏会。也就是说，内脏的疾病都可以选用章门进行调理。我在临床中以治疗筋伤疾病为主，在处理背部或者四肢的筋结点时多用针灸或手法治疗。而临床处理脏腑疾病时多通过内服中药给患者进行调理，从来没有用过针灸或者手法治疗。这个患者的主要表现是胸腰结合部胀痛。很大一部分夜间腰痛的患者都表现为这个区域胀痛，他们必须起床活动一会儿后，方可再次入睡。从中医角度讲，夜间腰痛表示阳气偏虚。夜间阳气升腾乏力，无力鼓动脏腑精气上行，而凝于腰部，故出现腰痛。"动则生阳"，起床活动后阳气方可正常升腾，脏腑的精气方可正常上行，故而活动后腰痛消失。

章门是肝经上的穴位。肝主升，升的是五脏之精气。五脏的精气都要上输到头部，聚集于脑，所以脑为髓海，也就是五脏精华聚集之海。五脏精气上奉靠的是肝。肝出现问题，我们可以对肝经进行调理，精气升腾出现问题也可以通过调理肝经解决，故而五脏的会穴就在肝经上。也就是说，章门是五脏精气升腾的一个门户，如果这个门户出现问题，我们的精气就不能正常升腾。反过来，若五脏精气的升腾出现了问题，我们也要看看章门这个门户有没有出现问题。章字上下分开来看，上面是音，下面是十。在我们对数字的传统理解中，只有一到十这十个数，十就是终，代表的是终点。章门也提示我们，气血上升到这个位置就差不多了，要适当控制。中医学认为肝主血，妇女以精血为用，所以妇女月经病大多应该在肝上找问题，控制好章门，女性的月经才会如期而至。章门的斜上方有一个穴位，叫作期门，其也是肝经上的穴位。通过名字可以看出，期门是月经如期而至的门户。肝经很有意思，在此经脉上，相对靠下的穴位主要治疗肝气太过，比如大敦、行间、太冲，这些穴位都有泻肝的作用。而相对靠上的穴位主要治疗肝气不足，比如章门、期门，血虚的患者常用这些穴位。《黄帝内经》记载，肝经能够治疗腰部不可以俯仰、胸胁胀满。也就是说，肝经有问题就会出现腰部疼痛的症状。所以，腰部疼痛可以通过调理肝经进行治疗。

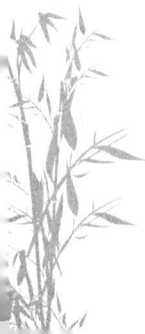

通过对肝经的思考，特别是对章门的思考，让我联想到夜间腰痛的患者是不是在章门部位都有筋结呢？是否处理好这个部位的筋结，夜间腰痛就会有所改善呢？带着这个疑问，我在临床中每遇到夜间以胸腰结合部为主的腰痛患者，便仔细触摸其章门部位，发现大多数都会触摸到明显的筋结。现在对于大部分此类患者，我只揉按其章门部位的筋结，然后在筋结部位外贴软坚化痞膏，促进筋结软化。之前，我处理此类患者时，还会配合内服中药。后来为了观察这个部位的疗效，我便没有采用内服中药的治疗方式。临床发现，随着这个部位筋结的消失，夜间腰部疼痛症状也消失了。临床中也有几例夜间腰部疼痛的患者，我只是揉按了其章门区域，没有外敷药物，也没做其他治疗，他们也都恢复得很好。临床中，我运用章门治疗夜间腰痛，每日治疗 1 次，快则 2 次痊愈，慢则 8 次痊愈。需要说明一点，揉按章门区域不能太过用力。用力太过，反而会导致肋弓疼痛，所以手法必须轻柔缓和。

临床中，夜间腰部疼痛患者常有两种表现。一种就是前面所说的胸腰结合区域胀痛，这种情况我们取章门，效果就非常好。另外还有一种表现，即以腰骶部疼痛为主。针对这种情况，我们应该处理哪里呢？对于腰骶部疼痛患者的治疗，我借鉴了周楣声老前辈所著《灸绳》中提到的一种治疗腰痛的方法——灸阴交。灸阴交会有灸感传递到整个腹部，然后会有热流直达腰骶部。我在临床中发现，夜间腰痛以腰骶部为主的患者，会在阴交区域明显触摸到筋结，压痛也非常明显。通过拨按阴交，患者腰骶部疼痛会得到明显改善。阴交，阴交阳也。夜间疼痛，阴不交阳之故。而阴要正常交阳，靠的是元阳的温煦。元阳温煦，阴精才能够正常上腾。故而拨筋再配合灸法，效果倍增。我也因为拨按或者灸阴交，而感悟到斜络理路。

017

第七节　腹部疼痛腰三求

腹部疼痛，特别是下腹部疼痛，点按第三腰椎横突可以收到满意的疗效。这是我偶然发现的。那是 2012 年 7 月的某个晚上，我和朋友一起吃夜

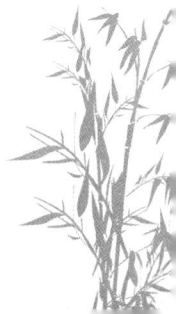

宵时喝了 5 瓶冰冻的啤酒。因为我的酒量本来就不太好，所以平时我很少喝啤酒，特别是冰冻的啤酒。次日起来，我感觉腹部疼痛，同时伴有腰部酸胀，且腹痛性质时而为绞痛，绞痛时伴有想要腹泻之感。我认为这是前一天喝酒伤了肠胃之故。揉腹后效果不是很理想。因腰部也有酸胀感，于是我用双手拇指揉按自己的腰部。在揉按的过程中，我发现第三腰椎横突处有明显压痛，并感觉两侧的第三腰椎横突处均有黄豆大小的筋结，点按这两个筋结时，感觉两边各有一根筋牵扯至肚脐。因为我平时就喜欢点按或者针刺自己的肢体来体验经络的感传现象，所以这个偶然的发现我当然也不会放过。于是我加大力度点按了这两个筋结，持续时间约 3 分钟。自己感觉腹部中心有一团热感，腹部疼痛消失，腰部也没了酸胀感。当天点按后，再也没有腹痛腰酸的感觉了。

此后我开始思考为什么点按第三腰椎横突可以治疗腹部疼痛呢？我也查找了一些资料，发现气海俞接近第三腰椎横突，此穴可以治疗腹部疼痛、痛经等。但我按的这个部位不是气海俞啊。后来我发现经外奇穴中有一个名叫积聚痞块的穴位，也在第三腰椎横突一线，但其位置更偏外一些。这个穴位可以治疗肠鸣腹痛、胃痉挛、积聚痞块等疾病。这两个穴位均可治疗腹部疼痛，所以其周围区域一定也可以治疗腹部疼痛。

按腰部可以治疗腹痛的具体机制是什么呢？《素问·举痛论》言"寒气客于脉外则脉寒，脉寒则缩蜷，缩蜷则脉绌急，绌急则外引小络，故卒然而痛。得炅则痛立止；因重中于寒，则痛久矣"，又云"寒气客于小肠膜原之间，络血之中，血泣不得注于大经，血气稽留不得行，故宿昔而成积矣"。这说的就是寒气牵引络脉引起络脉绌急而疼痛。关于络脉，一般大家只是考虑到表面的络脉，而《黄帝内经》明言"支而横者为络"，也就是说在人体体腔内部有无数的络脉纵横交错，而且各个脏器亦是靠络脉将其前面附着在胸腹部位，后面附着在脊柱部位。其后面所附着的部位大多在其背俞穴的位置，前面所附着的部位大多在其募穴的位置。

《素问·举痛论》也提到"心系急"。有心系就一定有肝系、肺系及其他脏腑之系吧？这个系是什么意思呢？我认为是系结连络之意，这个系就是络脉。在经脉的循行中均有络脏或者络腑一说，这个络是什么意思呢？我认为也是系结连络之意，这个络说的也是络脉。也就是说，在《黄帝内

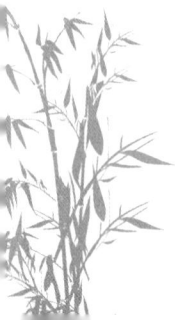

经》中虽然没有明言脏腑是通过络脉来连结附着于脊柱与胸腹壁之上的，但我认为这是隐于文字之间的事实。就腹腔中的大小肠来说，它们就是通过肠系膜连接于脊柱的。难道古代中医认为脏腑是靠浮力空悬在体腔中的吗？我想古人绝对不会这么认为。大家都知道，临床中很多脏腑疾病可以通过背部对应的背俞穴来寻找疼痛点进行针刺或者推拿、点按治疗，我想这就是络脉的作用吧。腹痛就是"寒气客于小肠膜原之间"牵引络脉所致，所以刺激络脉之所系，则络脉牵引除而腹痛可解。第三腰椎亦是腹部络脉所系之处。其在腰部比较特殊，只有第三腰椎的横突最长。这也说明其独特之处，由此可以推测其应该是人体的一个大络所系之处。当然这只是我自己的一个推断而已。

　　为了印证我的推断，临床中每遇到腹痛患者，我都点按其第三腰椎横突处，均取得了满意的疗效。最开始验证的是我院内科的一个腹痛患者。曾某，男，58岁，2012年8月中旬的一天，因腹痛、腹泻在我院内科输液治疗了两天，效果不是很好。他是我的一个老患者，与我很熟悉。输液那天他特地来向我打招呼，以表问候之意。当知道他患腹痛后，我说给他点按穴位试试，他欣然同意。于是我摸了一下他的第三腰椎横突处，发现双侧均可触及花生米大小的筋结，且点按时剧痛。我揉按了1分钟，其感觉疼痛明显减轻。第二天，他又专程来找我按揉了一次第三腰椎横突部位。后来他说腹部已经没有明显疼痛了，腹泻也停止了。

　　还有一个典型案例就是我的儿子。2013年4月的一天，学校的老师打来电话，说他腹部疼痛。因为我工作较忙，我的妻子将儿子接来医院。当时儿子双手捂住肚子，痛得"哇哇"叫，面色发青。我检查了其腹部，排除阑尾炎的可能，后知其是吃坏了肚子，遂按其第三腰椎横突，发现双侧明显压痛。予以点按约1分钟，腹痛立止。点按后，儿子立即想排便，便后一切正常。又予庆大霉素1支口服，神阙穴外贴丁桂散以巩固疗效，1次而愈。

　　再就是我科的一个女同事，也是我的学生。她一直有痛经史，每次月经来潮都有比较剧烈的疼痛。有一次也是因为痛经，她痛得面色发青。我发现其第三腰椎横突处也有明显压痛，点按了两三下，疼痛立即缓解。我们医院的几个女同事都患有痛经，她们听说此事后，也是每次发作都来找

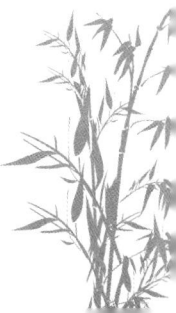

我治疗，均是 1 次而愈。

在我治疗痛经的患者中，有一位患者自初潮后每次月经来潮都伴发严重的腹部疼痛。其曾因腰部疼痛来我处治疗，我发现她的双侧痞根和第三腰椎横突处均有压痛与筋结，每次我都重点点按这几个部位。先后点按了 10 多次，这几处的筋结均消失。她再次月经来潮时，腹部不再疼痛，后来也没有明显疼痛。10 多年的痛经史居然因为点按这两个穴位而愈，这也促使我进行思考。痛经多由于寒凝胞中。通过这些案例，我猜测也有寒凝腰部，导致经气阻塞不通的原因。点按第三腰椎横突和痞根就是化解了其痞积之气。

我通过点按第三腰椎横突治疗了多例腹部疼痛患者，我发现疼痛越典型者效果越明显。可以说是手到病减，甚至比吃药打针好得还快。

第八节　运动腹痛看脊中

2018 年 5 月，我的诊室来了一个患者，其脊柱前屈时自觉胃部胀满，前屈角度越大，胃部胀满感越严重，直立时无任何表现。此症状已经持续 1 年。其曾在多家医院检查，示胃部无任何异常，服用药物（不详）1 年无任何疗效。有人推荐他找我看看。我听完患者的症状描述，当即就推断其第十二胸椎可能后凸并偏歪。查体示腰椎生理曲度变直，胸腰结合部两侧肌肉僵紧，第十二胸椎棘突后凸并向右侧偏歪，右侧痞根区域有一个 1cm×1cm 大小的筋结，压痛明显。当时我思考得很简单，我认为胃胀就是胃出了问题，必然和胃俞穴有关系。为什么我会推断其第十二胸椎偏歪呢？因为第十二胸椎旁边就是胃俞穴，胃俞穴受到牵拉，就会产生胃的相关症状。临床发现，第十一、第十二胸椎棘突后凸的患者食欲较差，前凸的患者食欲较好。而第十一、第十二胸椎旁边的腧穴分别是脾俞和胃俞，这两个椎体如果偏歪，必然会牵拉到脾俞、胃俞。对于这个患者，我松解其胸腰区域两侧，重点松解痞根，然后手法纠正第十二胸椎处的错缝。患者患病已经 1 年有余，1 次治疗不能使胸椎完全归位。第一次调整后，患

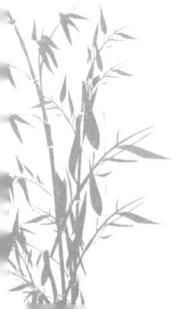

者当即感觉弯腰弧度较前大一点，胃部才有胀满的感觉。隔日又调整1次，调整3次后症状消失。

一般来说，吃太多东西，或者有气体进入胃部，引起胃蠕动减慢才会导致胃胀。但该患者所表现的胃胀不是饮食所致，而是体位性胃胀。胃的排空主要取决于幽门两侧（胃和十二指肠）的压力差。食物在胃的排空过程中引起胃运动，从而产生胃内压。当胃内压大于十二指肠内压时，食物即可从胃排出。反之，十二指肠中的内容物对胃运动的抑制则会减慢胃的排空。体位性胃胀说明在这个体位时胃排空会受到抑制。因为第十二胸椎错缝，患者在弯腰体位时就会刺激交感神经的腹腔神经节；腹腔神经节受到刺激，就会导致肠蠕动减慢；肠蠕动减慢，胃内容物就不能正常下降，进而形成胃胀。所以，解决了第十二胸椎错缝的问题，胃胀的症状自然就消失了。

第十二胸椎错缝会刺激人体的哪一个穴位呢？脊中位于第十一胸椎棘突下。第十二胸椎错缝必然会导致脊中扭曲，刺激脊中。脊中，脊柱之中点也。这个"中"字，大家需要注意。中医是一门与自然相结合的医学。"天人合一""天人相应"是中医的核心思想。中医离不开传统文化。中国传统文化中有"三才"的概念，即天、人、地；在中医中也有"三才"，即上、中、下三焦。中焦疾病中有一个病证叫痞证。地气上升，天气下降，叫作泰。如果地气不升，或者天气不降，就是否，即"天地不交，谓之否"。这种现象在卦象上叫作否卦，在人体疾病中就叫作痞证。人体是如何调整气机升降的呢？靠的就是"中"。人体前面有一个穴位叫作中脘，中脘可以治疗胃脘胀满，胃脘胀满也叫心下痞。人体后面有一个穴位叫作脊中，还有一个穴位叫作痞根。大家需要多关注人体中带有"中"字的穴位。这些穴位可以调节人体上下的气机，有枢转气机升降之功效。比如大家最熟悉的人中（水沟），可以治疗晕厥。当患者突然晕倒，昏迷不醒的时候，我们常常通过掐人中，使其醒过来。人中在口上鼻下。口上面的窍（包括眼、耳、鼻）都是双窍，口下面的窍（包括口、前阴、后阴）都是单窍。在《周易》的卦象中，双爻为阴，单爻为阳。人体眼、耳、鼻、口、前阴、后阴九窍的排列就是一个泰卦，也就是地气上升，天气下降的卦象。天地之气不交，就会出现晕厥（《伤寒论》言：凡厥者，阴阳气不相顺接），或者

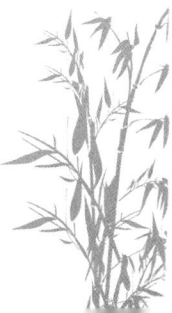

胃脘痞满，或者腰部胀满。这都是"中"出现了问题。中医注重的是人体的平衡，人体的平衡注重一个"中"字，偏阴、偏阳则为病。中的状态就是一个自然平衡的状态，人体阴阳平衡就是康。

脊中是人体中非常重要的穴位。我对它的第一个感悟是能够治疗腰痛连腹，也就是腰部疼痛伴随腹部胀满或者腹部疼痛的情况。在我写的《杏林心语：一位中医骨伤医师的临证心得》一书中曾经有一篇文章叫《腰痛连腹关元求》。我发现很多腰痛牵扯腹痛的患者在关元部位都有明显的筋结，点按关元部位的筋结，有的患者腰痛和腹部症状就会消失。后来我在临床中发现，点按关元治疗腰痛伴腹部拘急性疼痛的效果是非常好的。因为腹部拘急性疼痛的患者本身就属下焦虚寒，关元部位冷结。此类患者如果扭伤腰部，新痛牵引旧疾就会出现腰部疼痛伴随腹部拘急性疼痛，予点按关元后大多会立即想排便，便后腹痛和腰痛症状均会明显减轻或者消失，此为寒邪从便而解之故。临床中常有腰部疼痛伴随腹部隐痛或者腹部胀满者，此类患者取关元治疗有的会取得一定的效果，有的效果则不明显。在我没有感悟到脊中能够治疗腰痛连腹之前，对于此类患者，我大多采取以内服、外敷中药为主的治疗方式。虽然我在伤科疾病的治疗中注重骨错缝和筋出槽，但我更偏重对筋的治疗。而我对脊柱小关节错缝的重视源于阅读了广西中医药大学韦贵康教授所著的《脊柱相关疾病学》。我在网络上认识韦贵康教授的弟子徐波很多年了。2015年初，他建立了一个QQ群。建立这个群的目的是公益推广手法，当时我也参与了群里的互动并讲课。这个公益课我们一直坚持做了1年半的时间，共授课100多次。其中很多老师讲正脊的理念，而徐波老师的课给了我很大的启发，让我对脊柱错缝有了一个新的认识，并加以重视。

先说一个案例，2016年4月的一天，有一位70岁男性患者前来就诊。他自述每天坚持锻炼，前几天没有做热身运动就举了哑铃，在上举哑铃时忽然感到腰部"咯噔"一声，继而出现了腰痛伴随上腹部胀痛的症状，遂急来我院求治。当时患者的主要表现是腰骶部疼痛，上腹部胀满。我在查体时发现其下腰段肌肉比较柔软，无明显压痛。我又仔细检查了其脊柱的胸腰结合部，发现第十二胸椎棘突向右侧偏移，且第十一胸椎棘突处压痛非常明显，第十一、第十二胸椎棘突两侧肌肉比较僵硬。我以轻柔手法放

松了这个区域，然后定点旋扳第十二胸椎，患者腰骶部的疼痛感和上腹部的胀满症状立即消失。我又让其做了几次下蹲运动，以促进气血的恢复。

处理好这位患者后，我陷入了思考。该患者的腰痛主要表现在腰骶部，但腰骶部肌肉反而柔软，第十一胸椎棘突部位压痛明显。第十一胸椎棘突部位刚好靠近脊中穴。这个患者的病因是第十二胸椎错缝刺激肋下神经。但其为什么不是以胸腰部疼痛为主要表现，而是以腰骶部疼痛为主要表现呢？于是我从中医角度考虑，结合我所总结的阳气下达理路认为上方出现问题其经筋的下段就会出现相应的症状。对于下腰痛的表现我没有进行过多的思考，只是按从下找上的理路去找背部或者颈部的筋结点。我进一步查阅了有关脊中穴的资料，发现脊中穴可以治疗运动性胃肠综合征、运动性腹痛、痛经、胃肠痉挛、急慢性胃炎、细菌性痢疾、胃与十二指肠溃疡等导致的腹部疼痛症状。有资料显示，针刺脊中穴可以治疗运动性腹痛，也就是在体育运动中出现的腹部疼痛。我又查阅了有关针灸的一些典籍，发现还是有很多古代医家用这个穴位治疗腹痛的，只是以前被我忽略了。《针灸大成》记载脊中穴"主风痫癫邪，黄疸，腹满，不嗜食，五痔便血，温病，积聚，下利，小儿脱肛"；《针灸甲乙经》记载"腹满不能食，刺脊中"。针对腹满的情况，可以取脊中穴针刺治疗，这是古人的记载。于是，后来我遇到腰部疼痛伴随腹部胀痛的患者时，都会仔细查看脊中这个部位，发现很多患者都有第十二胸椎棘突偏移，第十一胸椎棘突下压疼痛明显的表现。治疗均予调整第十二胸椎，大多取得显著疗效。

再介绍一个案例，2016年3月20日，门诊来了一位患者，女性，32岁，其一直从事伏案工作，2个月前出现腰骶部疼痛，并感觉腰骶部斜向两侧下腹部各有一根筋牵扯下腹部隐隐作痛。CT检查示 $L_{4\sim5}$ 椎间盘突出，腹部彩超检查示附件无异常。在其他医院予腰部牵引、针灸，以及内服舒筋活血药物治疗，腰痛有明显减轻，但腹部牵扯感一直没有消失。来诊时自觉腰骶部酸胀，久坐加重，腰骶部连下腹部有牵扯感。我通过检查发现其腰骶部肌肉柔软而胸腰结合部肌肉反而僵硬，且第十二胸椎棘突轻度向左侧偏移，脊中压痛明显。予手法定点旋转调整第十二胸椎，患者当即感觉腰骶部胀痛及腹部牵拉感消失，予腰部外敷具有强筋健骨作用的中药。嘱患者多做下蹲起立锻炼，复巩固治疗3次痊愈。

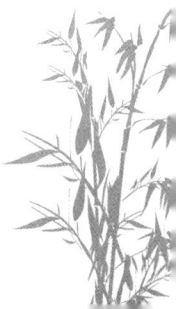

我又于 2018 年 11 月遇到一位患者，女性，44 岁，下腹部疼痛 2 个月。她的腹痛症状有一点特殊，表现为运动或排便后腹痛缓解，休息时加重，且月经已经 2 个月没有来潮。2017 年 3 月起，由于父亲去世，忧思过度，继而出现月经周期不规律的现象。其舌淡红而边有凸起，脉象沉有缓象。当时我断言其第十二胸椎错缝。查之，果如我所言，其第十二胸椎棘突右偏，双侧肝俞到胃俞一线僵紧，右侧肝俞和脾俞有明显压痛。患者之所以表现为静息时疼痛，运动后缓解，是因为其运动后腰背部僵紧的地方得到松解，第十二胸椎不受到局部组织的牵拉，就不会出现腹部疼痛。而在静息状态下，局部组织受到牵拉，第十二胸椎就会受到刺激，而引起腹部疼痛。予以调整第十二胸椎错缝后，患者腹部疼痛改善，复针脊中、肝俞、胃俞。针后患者腹部疼痛大减。予以内服逍遥散合痛泻要方化裁。

为什么用这个方子呢？腹部疼痛，排便后缓解，是肝脾不调的表现；而运动后缓解，是肝气不舒之象。故而治疗以疏肝解郁为主。

处方：

北柴胡 20g	当归 15g	白芍 30g	黄芩 20g
白术 45g	炙甘草 15g	威灵仙 20g	燀桃仁 12g
薄荷（后下）12g	防风 10g		

患者治疗 2 次，服药 5 剂，下腹部胀痛消失，月经至。

第九节　开筋利刃人字缝

对于人字缝的感悟源于我自己所患的一次腰痛。2014 年 7 月中旬的一天，我和几个朋友一早去爬天台山，爬到山顶后突然降起了大雨，由于没有带雨伞，我们全部淋雨下山。次日晨起，我感觉整个腰部酸胀难耐，头部感觉像戴了一顶帽子，特别在头枕人字缝区域，感觉一阵一阵的刺痛，双腘窝也感觉紧绷，全身还有一阵一阵的烘热感。这是太阳受湿，湿郁膀胱经经筋的一种表现。《灵枢·经筋》提到：足太阳经筋病则腘挛，脊反

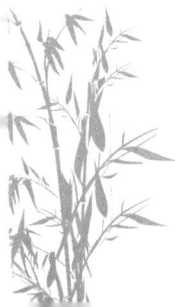

折，项筋急，治疗当以痛为腧。我自己不方便揉按腰部，于是就选择了按揉人字缝区域。在人字缝膀胱经经筋所过的地方，我触摸到了明显的筋结，且按之剧痛。我用力揉按这个地方，然后做下蹲运动。

下蹲运动在骨科老前辈杜自明的"伤科八法"里属于升降法中的大升降。杜氏的升降法包括两方面内容。一个叫大升降，全身下蹲运动归于大升降。大升降可以说是一种导引疗法，目的是促使肌肉经络的张弛，从而促进局部或全身的气血周流升降。另外一个叫小升降，小升降又分为两类，一类是关节的屈伸运动，另一类是点穴时手指的微动。

这里简单讲一下点穴。从事中医推拿的人都离不开经络，可以说经络是我们治疗伤科疾病的介质，中医推拿离开了经络也就没有了灵魂。而经络上我们运用最多的就是穴位。点穴和针灸的原理一样，都是通过对穴位的刺激来缓解病情，不同的是点按穴位不用针，而是以指代针，也就是用手指点按穴位，同样可以达到针刺穴位的作用。点穴的功效是"通关开窍，摩散瘀结"。点穴的具体操作是医者用拇指或者食指的指腹在损伤局部的阿是穴或者循其经络的穴位上由表及里，由轻到重，再由重到轻进行点按。点穴的要旨是内动外不动。点穴特别强调内劲的运用，故而老一辈学习手法的医家都会练功。杜氏强调练功可以强筋骨，健体魄，使手法有劲。而且在治疗过程中，还可以应用练功的一些动作为患者做体功疗法，这对治疗有一定的协同作用。这里的内动也是杜氏点穴的诀窍，又叫小升降。也就是说，当医者手指的力度内透（内透也是内动）到里面以后，所点按的穴位会出现酸、麻、胀、重的感觉，也叫得气。点穴得气后，医者的手指指腹做轻柔的上下左右推动，这个时候患者就会感觉到局部酸胀向上、向下或者向左、向右传导。其胀感会完全按照医者手指所运行的方向进行传导。外不动指的是医者的手指要紧贴着患者的皮肤不移动。关于点穴的内动传导我举几个例子。治疗头痛，一般选取风池。点按这个穴位时，局部出现胀感后我们的手指再轻轻地向上顶，其胀感会按手指的方向向内透到大脑里面，也可以沿着胆经路线放射到太阳穴部位。这是向上的一种传导。当我们点按缺盆出现胀感的时候，用手指再轻轻地下压，这种胀感就会传导到腋窝或者放射到手指。点按环跳也是如此，点按得气后我们的指端向

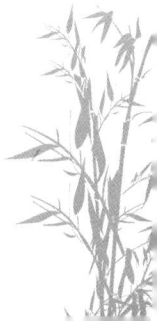

下用力，可以将这种胀感放射到足底。这是向下的一种传导。点按天宗得气后，我们将手指向外推，胀感可以传导至肩，这是向左向右的一种传导方式。

话说回来，当我点按双人字缝处的筋结并做下蹲运动后，全身微微出了一些汗，腰部胀痛的症状随之改善了80%左右，腘窝也不觉得牵扯了，身体的烘热感也消失了。后来我遇到不少寒湿所致腰背疼痛的患者，我发现大多能在人字缝膀胱经经筋所过区域触摸到明显的僵紧，予以揉按后患者腰背部胀痛感都会缓解，复从上向下针刺人字缝，让患者做下蹲运动，症状均得到进一步改善。

中医讲"筋之所过，主治所及"。之后，我将这一治疗思路拓展到治疗膀胱经下肢一线的疼痛，均有显著疗效。记得有一位患者走路即感双足底牵扯近1个月，针灸、敷药治疗皆无效，前来我处。我将睛明穴到足底联想成一条筋，然后沿着膀胱经经筋路线从足底向上循，结果在人字缝膀胱经经筋附着处明显触摸到筋结，予以针刺，并让患者行走、下蹲，一次治疗，症状消失。

2015年4月，一位女性患者，26岁，非常瘦小，是单位文员，每天保持坐位的时间非常长，其取坐位即感尾椎骨尖疼痛，向前弯腰也感尾椎骨尖刺痛，时间已经2个多月，曾经内服、外敷中药1个月，症状不仅没有改善反而加重，遂经人介绍前来我处治疗。如果这个患者没有到其他地方治疗，我也会按尾椎骨筋膜炎进行常规敷药治疗。中医骨伤敷药治疗都大同小异，治疗原则也多类同。既然敷药治疗对于患者来说无效，我只能另辟蹊径。当时我把尾椎想象成一个三角形，尾椎尖为顶角；我把人字缝头枕部区域也想象成一个三角形，人字缝顶点为顶角。这两个顶角以督脉为连线。虽然教材中没有提及督脉有经筋，但我们都知道脊柱的棘突后沿有一个韧带叫棘上韧带，棘上韧带虽然起于枕骨隆突，止于第五腰椎棘突，附着在棘突的表面，但枕骨隆突之上和骶椎表面都有筋膜覆盖，从某种意义上讲这就是督脉的经筋。于是，我直接触摸患者人字缝顶点区域，发现在督脉连线处果然有一个细小的筋结，压痛明显。于是我就从上向下针刺这个部位，然后让患者做弯腰和下蹲运动。随着运动，患者感觉弯腰时尾椎的牵扯压迫感逐渐缓解。如是治疗4次而愈。

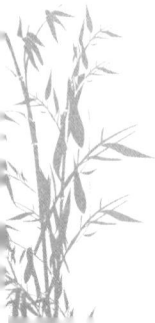

第十节　背痛还需看中脘

2014 年 12 月，医院来了一位外地患者，女性，46 岁，职业是麻醉师。该患者的主要表现是背部 $T_{7\sim12}$ 区域的竖脊肌疼痛，此区域肌张力非常高，疼痛以胀痛为主，症状已经持续 4 年。4 年来，患者每天都感觉腰背部胀痛，一直进行针灸推拿及内服中药等治疗，症状不但没有改善，反而逐渐加重，来诊时坐了 10 分钟即感背部好像断裂了一样。患者自述平躺时腰部亦感酸胀。从西医学来看，该病属于腰背部肌筋膜炎，常规的治疗方式是在背部沿竖脊肌纤维走行方向施以掌揉、弹拨等手法，且大部分医生会依照肾气亏损，肝失所养导致肌肉痉挛，经络阻闭，气血运行不畅的方向用方治疗，多以滋补肾阴，行气活血为主。4 年来，患者一直没有间断治疗，说明这些常规的治疗手段都用过了，再用这些手段是没有实质意义的，更何况患者慕名从外地来求诊，我一定要想办法让其明显见到效果才行。

《金匮要略·痰饮咳嗽病脉证并治》言："夫心下有留饮，其人背寒冷如手大。"临床中不少痰饮患者背部会有手掌大小的一块地方感觉冰冷，也有的人会感觉背部有冷风飕飕的感觉。我一直认为，学习经典千万不要局限于字眼，如果局限于字眼就不会拓展思考与运用。而这个患者背部虽然没有冷风飕飕的感觉，但刚好有巴掌大一片区域感觉僵硬、胀痛。中医学认为寒主收引，湿主痉。背部僵硬是寒湿所致，亦是寒湿的一种表现。而"其人背寒冷如手大"的原因是什么呢？是因为"心下有留饮"。大家都知道，中医所说的"心下"指的是胃脘区域。于是我要求患者平躺，重点检查其胃脘区域，发现患者中脘到上脘之间明显僵紧，有一个椭圆形的 2cm×3cm 大小的筋结，压之剧痛。于是我重点使用手法揉拨了这个区域约 3 分钟，患者胃脘部明显发出"咕咕"两声，随之出现呃逆，声音非常响亮。我知道这是手法刺激胃脘，胃脘中的痰饮随着手法的激荡而转化为一股浊阴之气。这就好比胃脘里面本来是一块寒冰，通过手法的激荡使这块冰融化，冰融化后就会有冷气上冲膈肌，膈肌受到寒冷刺激就会痉挛而

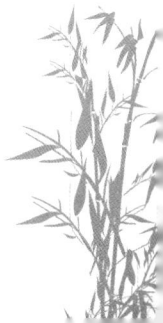

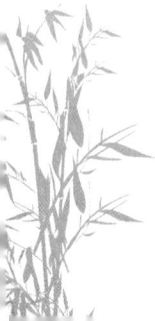

形成呃逆。我在患者中脘区域揉拨了 5 分钟左右，又用针围刺这个区域的筋结，然后重灸中脘区域 1 小时。在此期间，患者的呃逆症状逐渐减轻并消失，在针灸过程中患者背部疼痛区域微微汗出。治疗后，患者描述 4 年来从来没有这么轻松过，之前一直觉得背部背着一个重物，经这次治疗背部有如释重负之感。后来我又从痰饮入手，以 "病痰饮者，当以温药和之" 为原则，处方为苓桂术甘汤加味。患者在我处治疗 5 天后，可以达到坐位 1 小时，背部无明显胀痛之效果。患者 5 天后回家，建议其自灸中脘，方药用苓桂术甘汤加味 10 剂巩固之。1 个月后回访，患者自述回家吃药并配合灸中脘半个月后，坐位 4 小时背部都没有胀痛的感觉了。

后来，我每每遇到背部僵硬后凸的患者，均可以在中脘区域发现明显的筋结，通过处理中脘部位的筋结，均收到满意的疗效。

第十一节　胃寒项僵眩晕生

结合通过处理中脘治疗背部僵硬的方法效果满意，以及通过处理肩胛间区的反应点治疗交感神经型颈椎病引起的心悸、胸闷效果理想，我逐渐开始重视中脘。我在临床中发现，绝大部分颈椎病患者的舌色淡，舌体胖大而有齿痕，这是典型的脾胃虚寒表现。而让我明确认识到颈部疾病大部分是由于胃寒所致是从治疗一位颈部剧烈疼痛的患者开始的。那是 2015 年刚刚开春的一天，门诊来了一位患者，其颈部疼痛 3 天，颈项强直，不能左右旋转，同时伴随胃胀、恶心，自觉胃部有一阵一阵的凉气上冲到大椎处，且自觉大椎区域有冷气向外冒，轻微触摸颈部患者便觉得疼痛加剧。思其有气由胃脘上冲，复触摸中脘，我发现中脘偏上区域明显有一个铜钱大小的筋结，压之患者感觉冷气上冲更为明显，且随之出现呃逆频频，呃声响亮。我反复揉按其中脘区域的筋结，患者的呃逆逐渐减轻。随着呃逆的缓解，其自觉颈部疼痛也得到缓解，进而颈部的活动度随之增加。于是我复重灸中脘半小时，其颈部疼痛缓解 90%，活动度增加 80%。第二日又治疗 1 次而愈。

经过对这个患者进行治疗以后，我对胃做了深入的思考。中医典籍中有这样一句话"有胃气则生，无胃气则死"，可见古人对胃的重视。胃是饮食摄入和消化的场所。胃和脾统称为人体后天之本，气血生化之源。我们也常常是将脾和胃连在一起说，说胃而隐脾。脾胃功能健全则能将饮食正常地转化为气血，也就是人体所需的能量。而脾胃功能不健全就不能将饮食转化为气血，就会形成浊阴。浊阴上扰清窍就会出现眩晕，浊阴上逆心窍就会出现心悸，浊阴上逆耳窍就会出现耳鸣，浊阴走肩就会出现肩部疼痛，浊阴在腰就会出现腰重如带五千钱。浊阴的形成主要还是因为中阳不足，不能正常化生饮食。治疗当振奋中阳，涤荡浊阴。

2015年3月的一天，从外地来了一位女性患者，56岁。这位患者的主要症状是眩晕，颈部稍稍一动就会感觉天旋地转，眩晕时伴随出现恶心呕吐。其发病后到当地医院对症输液治疗5天，无任何疗效，经人推荐前来我处就诊。观其面色黧黑，舌胖大而淡，苔水滑，脉弦紧。这是典型的《伤寒论》中关于苓桂术甘汤的主治症状。《伤寒论》中的相关条文为"伤寒，若吐若下后，心下逆满，气上冲胸，起则头眩，脉沉紧，发汗则动经，身为振振摇者，茯苓桂枝白术甘草汤主之"。患者的表现就是典型的脾阳不振，胃气反逆而形成的水气上冲之证，治疗当以振奋中阳为主，温阳利水而降冲。我令患者平躺，触摸其中脘区域有如铜钱大的硬结，压之剧痛。予以轻手法揉捏，待结稍软复重灸1小时。灸后患者可以立即坐立而无明显眩晕恶心症状，稍感头部昏沉。予以苓桂术甘汤加泽泻2剂。第三日患者前来复诊，面色红润，自述服药第二天就已无眩晕症状。查中脘之结如豌豆大，复灸中脘，用苓桂术甘加干姜3剂巩固之。

后来我用中脘治疗无数颈肩疼痛、眩晕耳鸣的患者，疗效均非常好。通过这些患者的临床表现，我发现80%的颈椎病患者都属脾胃虚寒，由此我总结了一句话"胃寒项僵眩晕生"。

第十二节　鼻衄鼻渊寻上星

上星又叫鬼堂，是十三鬼穴之一。其不仅可以治疗精神类疾病，还可

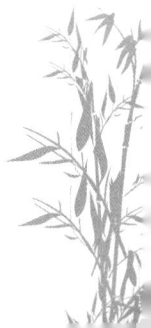

以治疗头痛、发热、眩晕、目赤肿痛、迎风流泪、鼻渊、鼻衄、鼻痔、鼻痛、癫狂、痫证、小儿惊风、疟疾等疾病。虽然教材中记载了其有这些主治病证，但我在临床中运用得并不多。而让我深刻认识到这一个穴位的妙处还是源于自己的一次感冒。我平时很少感冒，即使感冒常常也是休息半天就好了。那是2014年冬至过后的几天，我上班不喜欢开空调，觉得诊室空气不流通，所以常常给患者用取暖器，而这几天因为气温特别低，就把空调打开了。在处理完患者后，我把窗户打开，由于室内外的温差较大，我开窗的时候刚好有一股冷风吹来，当即便打了一个冷战。这刚好对应上中医常说的一句话"寒热交集，交点杀人"。室内外温差太大是当今所说"空调病"的主要致病因素。当天晚上我就出现了发热、鼻塞、头痛的症状，特别是鼻塞尤为严重，感觉无法呼吸。我自己揉一揉鼻孔对应的枕后反应点，鼻子通泰了一点，很快却又被堵住。而前额上星区域感觉有一块石头压着，头沉得厉害，两侧太阳、风池区域有一阵一阵的抽掣样疼痛。我想到上星可以治疗头痛、发热、鼻渊等，这不是刚好对应我的症状吗。于是，我自己寻找上星区域，在前额发际后1寸许的凹陷处发现按压非常敏感，另外就是两侧瞳孔向上对应的发际边缘压痛明显。我重点揉按了这3个点。在揉按上星1分钟左右的时候，鼻子一下就通泰了。随着鼻子的通泰，头部的沉紧感也消失了，紧接着头部的抽掣样疼痛也随之缓解，发热等症状也在半小时以后逐渐缓解。1小时后，症状全部消失。

经历这一次感冒以后，我对上星开始重视起来。看见找我看骨伤的同时有鼻渊的患者，我就会问他们除鼻子堵得厉害以外，头顶有没有不舒服的感觉？我发现大部分患者的答复都是鼻子堵得厉害的时候上星区域感觉沉紧。对于这些患者，我都予以针刺前额正中发际后1寸许的凹陷处1针，两眼平视瞳孔向上对应的发际边缘处各1针。大部分患者均在治疗1次后症状得到改善，不少患者在针刺三五次后便痊愈了。后来我将这三针定为鼻渊三针。

我临床喜欢按压同侧无名指近节两侧的动脉治疗鼻出血。这个方法对于大部分患者来说有立竿见影的效果。记得我儿子小的时候我带他到公园玩。在他跳蹦蹦床的时候，鼻子撞到小伙伴的头上，当即左侧鼻孔出血。我就按压其同侧无名指近节两侧动脉，不到1分钟，血就止住了。我遇到

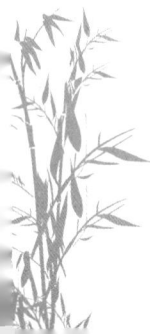

不少流鼻血用纸塞鼻孔无效的患者，我建议其自己按压同侧无名指近节两侧的动脉，均1次止血。我第一次用上星治疗鼻出血还是因为医院的一个同事突然左侧鼻孔出血，用纸塞止不住，又用利多卡因加肾上腺素滴鼻孔，半小时后还是没有止住，于是来找我看看能不能用中医的方法。开始我也给她按压同侧无名指近节两侧的动脉，无效。且患者自觉前额有压迫感，于是我想到了上星。我便直取上星，在针进皮后缓慢的行针过程中，其高呼没有流血了，这真是针入血止啊。在此之后，我又遇到过几例比较严重的鼻出血，均1针止血。

上星位于人体的头部，当前发际正中直上1寸处。但我的经验告诉我不要死守1寸处，而是要在发际正中向上1寸区域找凹陷处，其效果比实际的1寸处要好得多。

第十三节　臂疼肢麻肩贞妙

早年，我多采用肩髃透肩贞、肩前透肩贞、肩贞透极泉等方法治疗肩周炎、肩部骨折后遗肩关节功能障碍，以及中风后遗肩部功能障碍。这些方法有一定的疗效，但肩贞这个穴位并未引起我的重视。其之所以能够引起我的重视，是因为一位神经根型颈椎病的患者。2008年汶川地震后的第四天，医院来了一位女性患者，32岁。地震的时候，这位患者在青城后山，其自述地震过后青城山下大雨，她怕有余震而不敢进房子里避雨，于是全身湿透而受凉。因为其本身就患有颈椎病，受凉后诱发了颈部疼痛，并伴随右上肢后侧窜麻，无名指和小指胀麻严重。同时，其还有一个典型的特征是将右手上举抱头的时候上肢无麻木胀痛，但只要右上肢下垂右手就感觉像触电一样。因为地震，当地交通全部中断，患者煎熬了几天才回到市区。从患者无名指和小指的症状表现来看，这是尺神经受压所致。最初我以为是上桡尺关节错缝卡压尺神经，而检查后并未发现上桡尺关节错缝现象。因为患者存在颈部疼痛症状，当右上肢下垂时右上肢后侧感觉酸胀，故而我从其上肢下垂时出现症状的区域来看，从肘部继续上寻，结果发现

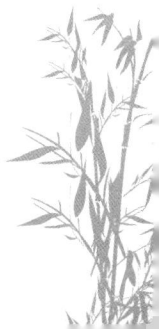

其肩贞区域有一个蚕豆大小的筋结，压之剧痛。我当即用弹拨手法重点松解这个区域，随着筋结的软化，患者右上肢下垂时胀麻症状消失，后巩固治疗 2 次痊愈。

无独有偶，治疗好这位患者 10 多天后，医院又来了一个患者。其症状与这位患者类似，也是右侧上肢胀麻，只是没有那么明显。他只有在一个特殊体位时才会出现右侧无名指和食指的麻木。患者自述是骑行爱好者，经常骑自行车出去玩，只有在手臂前伸如同骑自行车的体位时才会出现右侧上肢麻木，其他任何体位均无症状。同样，我在其肩贞部位发现筋结，处理 4 次而愈。由此我开始重视肩贞。这两位患者的情况也让我感悟到上肢后线（此部分内容我将在第二章运动力线中给大家仔细讲解）。后来我又进一步发现，有的患者仅在上肢上举体位时出现无名指和小指的麻木，一样处理肩贞筋结即能痊愈。

2010 年的一天，医院来了一位女性患者，其是一名文员，因为经常使用计算机，近 1 个月只要右手抓着鼠标就会出现右侧肘关节外侧疼痛，其手腕摆动鼠标时右侧肘关节外侧还会出现电击样疼痛，而处于其他体位时则无任何症状。因其疼痛部位刚好在肱骨外上髁，故曾有医生诊断为肱骨外上髁炎（又叫网球肘），给予局部封闭治疗 2 次，无任何疗效，现经人介绍前来我处治疗。当时我按压其肱骨外上髁无明显压痛，又对其做了伸肌腱牵拉试验（嘱患者肘伸直、握拳、屈腕，然后将前臂旋前，能诱发肘外侧剧痛者为阳性），结果为阴性，故而排除肱骨外上髁炎。我将其诊断为"鼠标肘"。当时我便联想到那位热爱骑行的患者也是手前伸体位时感到胀麻，只是两人的疼痛部位不一样而已，机制应该是一样的。于是我就去找该患者右侧肩贞区域，结果发现这个部位有筋结，压痛明显。于是我重点松解肩贞部位的筋结。松解以后，我让患者在医生办公室用鼠标试一试，其感觉右肘外侧还有轻微牵扯，但没有再出现电击感。该患者后又巩固治疗 2 次，痊愈。我后来又遇到多例"鼠标肘"患者，均处理肩贞而愈。

2015 年 6 月，医院来了一位患者，这位患者的职业是厨师，其左侧手腕用力旋转的时候下桡尺关节处疼痛，症状已持续 1 个月，因为用力即感疼痛，故而休息了 1 个月。这 1 个月，他去了几家医院诊治他的手腕，有

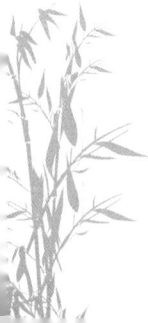

的医生诊断为下桡尺关节错缝，也有的医生诊断为腕关节扭伤，针灸、外敷中药等治疗都使用过，均没有明显效果。我查其左侧下桡尺关节骨位正常，用手挤压关节也无明显疼痛，在让其用力拧毛巾时会出现疼痛。思其职业是厨师，工作时用左手端勺，炒菜过程中会反复旋腕，其旋腕幅度虽然小，但周期长，故运动的力线会上传肘部进而到肩贞区域，肩贞区域一定会有筋结。于是我就从其腕部上寻，发现肘部无明显异常，而肩贞区域果然有明显筋结。予以松解后，再让患者拧毛巾，其左侧下桡尺关节的疼痛明显减轻。为什么这位患者的肩贞处会有筋结呢？经筋好比鱼线，手腕部位反复牵扯，在上的肩贞部位必受到反复牵拉而挛缩。当持续一定时间后，肩部如果受凉，肩贞部位的挛缩就会形成反牵拉。在没有用力的情况下，这一线的筋柔韧度较好，不会出现症状；而当手腕用力的时候，筋就会由于用力而导致拉力增高，就会出现手腕疼痛。其手腕下桡尺关节的疼痛只是一个标，本在肩贞部位的筋结。治病求本，故而松解肩贞区域的筋结就显现出了效果。此患者巩固治疗 5 次后痊愈。

其后，我在临床中又发现不少五指全麻的患者，其中大部分患者在肩胛冈外侧 1/3 区域到肩贞一线会比较僵硬，予以松解这一段，患者五指的麻木感大多会立即改善。

临床上，调整肩贞对于治疗上肢的疼痛麻木效果非常明显。寻找肩贞的筋结时，要向肩胛骨方向斜向内上方用力，方可寻得。

第十四节　头晕目眩曲池妙

曲池是我在临床中最常用的一个穴位。无论是治疗头晕、心悸、发热，还是关节疼痛等，我大多会运用曲池。曲池中的"曲"是什么意思呢？在《说文解字》中，"曲"是"象器曲受物之形"，即曲是承受东西的一个形状。池是什么意思呢？《康熙字典》说其为"坡障之水道也"，即坡道上用来储存水的东西。水，所出为泉，所聚为池。池，就是用来聚水的。聚水

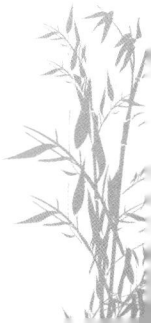

能干什么呢？备用于生活，饮水、洗衣、农业灌溉等都需要水。

曲池是储存什么的呢？我们先看看曲池所在的经脉——手阳明大肠经。"大肠手阳明之脉，起于大指次指之端，循指上廉，出合谷两骨之间，上入两筋之中，循臂上廉，入肘外廉，上臑外前廉，上肩，出髃骨之前廉，上出于柱骨之会上，下入缺盆，络肺，下膈，属大肠。其支者，从缺盆上颈，贯颊，入下齿中，还出夹口，交人中，左之右，右之左，上夹鼻孔。是动则病齿痛颈肿。是主津所生病者，目黄口干，鼽衄，喉痹，肩前臑痛，大指次指痛不用。气有余则当脉所过者热肿，虚则寒栗不复。为此诸病，盛则泻之，虚则补之，热则疾之，寒则留之，陷下则灸之，不盛不虚以经取之。盛者，人迎大三倍于寸口；虚者，人迎反小于寸口也。"这是《灵枢·经脉》中的条文。

我们需要记住其中的一句话"主津液所生病者"。手阳明经主要是调理津液问题的。所以，曲池代表的是津液的储存。也就是说，津液储存出现异常，我们可以取曲池来调理。人体津液代谢主要取决于哪几个脏呢？肺、脾、肾、三焦，而重点是脾。津液的生成运化主要靠脾。如果津液不能正常生成，其一会导致化源障碍，从而会形成浊阴；其二会导致化源不足，从而津少。化源障碍，形成浊阴，浊阴凌心，就会出现心悸；浊阴走肺，就会出现咳喘；浊阴上走清窍，就会出现眩晕耳鸣，视物不清；浊阴走肢体，就会出现肢体酸痛；浊阴走肠道，就会出现腹痛腹泻；浊阴走关节，就会出现关节肿胀；浊阴与卫气相干，就会出现发热。热蒸湿动，也会导致汗出，如汗不出，则会发为痒疹。津液生成不足，就会导致口干而皮焦；津液生成不足，则血液化生无源，血化无源，血不养筋则筋缩；津液生成不足，则关节无液滋养而强直。人体以津液为主，津液之病太多，不再多举。

曲池，手阳明大肠经之合穴。合主逆气而泄。此逆气而泄，津液生成障碍所致。浊阴之上逆、外泄、下泄之疾病，故凡此类，均可取此穴而用之。而浊阴形成，津液化生亦会相对虚少。故而此穴也可以调理关节、筋的问题。

对于膝关节、踝关节疼痛者，我也经常用此穴治疗，效果非常好。对

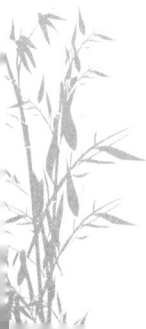

于大部分患者来说，均是针入痛减。其他关节疼痛也可以用此穴，不过其治疗下肢关节疼痛的效果要好得多。为什么此穴对关节疼痛治疗的效果更好呢？关节的滋养靠的是关节液，关节疼痛多与关节液有关，手阳明经主要治疗津液疾病，所以曲池对此类疾病有效果。

对于腹痛腹泻的患者，我常用曲池配合谷，效果也非常理想。而逆气，按虚实划分，因为发病急，故属于实证。用针，按方向来讲，顺经为补，逆经为泻。手阳明经从手走头，向头方向进针为补，向手方向进针为泻，直刺为平补平泻。故而大部分患者，我均按针尖向手方向进针。且大部分患者，在曲池偏肱骨外上髁处会有明显筋结。针刺此处，如果有自汗盗汗，则用曲池透尺泽。尺泽为肺经合穴，肺主皮毛，自汗盗汗，毛孔开泄失度，故而配之。如女子漏下，加阴谷（肾经合穴）；耳鸣、咽痛，加太溪（肾经原穴）。

下面用几个案例进行补充说明。

患者女性，50岁，头晕1个月，在遂宁治疗效果不理想，且头晕加重。予以调寰枢椎，针太溪、内关，灸关元后头晕症状缓解。觉头枕部胀闷不适，予曲池部位找筋结针刺，频频强刺激，头部胀闷感觉立即消失，头晕大减。

曲池是手阳明大肠经的穴位。阳明为降。曲池在五输穴中为合穴，合穴主治逆气。头晕、头枕部胀闷不适的感觉是气逆引起的。浊气不降而反逆，所以头晕。曲池区域近上桡尺关节，在此处找最敏感点或者筋结，针尖向下频频提插。

中医不论内治外治，要点都是调理气机。比如大便解不出，用力憋气，会导致头昏脑胀。这也是浊气上扰清窍所致，治疗当取降，用阳明之性，取合穴加强疗效，故而效果更好。

一个老年患者本来是找我看腰痛的，但其女儿开车2个小时将他送过来，因为汽车内空气不好，导致晕车。他见到我时面色㿠白，头晕目眩，心慌胸闷，恶心欲吐。针双曲池、神门，5分钟后症状完全消失。曲池可以泄浊阴，神门可以通心阳，两者结合，效果非常不错。

太溪调精，神门通阳。外关调气，内关调血。曲池、解脉可以松筋，

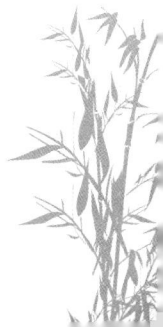

绝骨可以缓急，三阴交可以转阴出阳。这是我自己总结的，大家在临床中可以慢慢体会。

有关曲池这个穴位我就简单分析到这里。我写了一个打油诗对此进行总结。

> 阳明大肠津液主，
> 逆气而泄曲池收。
> 如若明白个中意，
> 曲径幽回妙无穷。

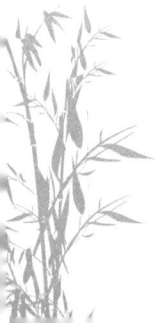

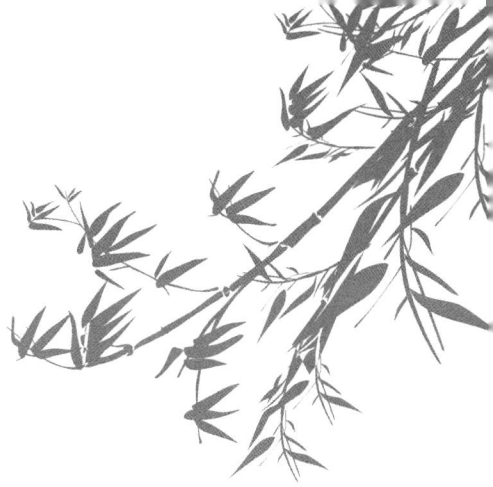

第二章

运动力线

第一节　上肢中线

2013 年 9 月，医院来了一个女性患者，吴某，31 岁。患者因颈部伴左上肢疼痛 20 天，在龙泉某医院行输液、针灸推拿治疗半个月，病情无缓解。来诊当天晨起感觉左上肢疼痛加重，且左前臂上段出现阵发性剧烈牵扯性疼痛，间隔时间约 1 分钟。头部向左侧旋转时，左上肢疼痛会进一步加剧。该院医生建议她行手术治疗。其家属想起 2 年前在我的一个朋友的带领下曾陪家人来我处治疗腰椎间盘突出症，共治疗 4 次就没有疼痛症状了，且至今没有复发，故特意驱车来我处求治。患者来诊时表情痛苦，左肘部需用右手托着。其自述左手下垂时，肘部的疼痛不仅会加剧，而且会出现食指、中指和无名指的过电样麻木，手托肘部症状会有所缓解。查其颈部肌群僵硬，以第二、第三颈椎左侧横突压痛明显，左侧斜角肌明显僵硬。左肘部桡侧腕长伸肌与桡侧腕短伸肌之间平手三里的位置可以触摸到一条约 3cm 长，5 号鱼线般粗细的筋，此筋绷直，拨之疼痛明显。联想到前一天成都地区开始降雨，气温下降，此患者本身就患有颈部疾病，故为因受凉导致筋被寒所滞，阳气不能正常下达。治疗当开结通气，引阳下达。首取第二、第三颈椎横突区域的筋结进行拨筋。当我拨按这个点时，出现了一个明显的现象，患者左侧肘部剧烈的牵扯性疼痛突然消失，而当我的手离开这个点时疼痛如故，再次按压疼痛则又消失。我复对颈部斜角肌区域和手三里外侧压痛区域的两个点各拨按了约 2 分钟，疼痛有所缓解。思其由于受凉加重，治疗当取温通，复针手三里外侧筋结、外关，并用艾条灸第二、第三颈椎横突区域和颈部斜角肌区域。当时我是手持艾条亲自给患者做的悬灸，对此我有一个特别深刻的印象，当艾条灸第二、第三颈椎横突区域的时候，患者前臂的牵扯性疼痛马上就会消失，而当艾条移动，患者又会出现疼痛。后来我便重点灸这个区域。当施灸大约 15 分钟后，移

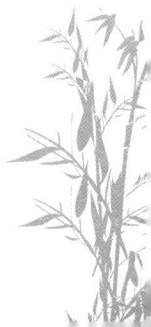

开艾条，患者前臂未再出现疼痛。后又让其丈夫持艾条对此处灸了半小时。治疗后，患者上肢下垂则不会出现剧烈的牵扯性疼痛和手指的麻木感。虽然患者左前臂近肘部仍有隐隐疼痛感，但已较前减轻大半。继而我又在其颈部外敷具有温经散寒作用的丁桂通经散，并予葛根汤 3 剂内服。嘱咐回家后如疼痛，可以用热风吹颈部。3 日后，患者来复诊时自述已无明显症状。又用原方案手法针灸治疗 1 次，葛根汤 3 剂巩固之。

　　治疗此病例后，我便开始思考为什么取第二、第三颈椎横突区域施灸效果会这么明显，特别是针对患者食指、中指、无名指的麻木感。按神经走行来讲，这是正中神经受压的表现。因为正中神经损伤的主要表现是食指、中指和无名指的桡侧半掌面及相应手指远节背面失去感觉，严重影响手部功能，持物易掉落，且无实物感。在临床处理这个患者的时候，我认为其还不是真正的正中神经损伤，因为其右手托着左肘部症状会有所改善，下垂前臂时手指虽然胀痛麻木，但功能活动还算正常。而早年我在处理这类情况时，大多是用针灸疗法，针曲池、外关（电针为主）虽然效果还算不错，但治疗时间相对较长，而且不能很快改善手臂下垂即麻木胀痛的症状。就在我思考这个问题的时候，一天我提了二十斤大米上楼，我家住在 5 楼，没有电梯，再加上当天还拿了一些小东西，上班也比较累，使手部没有了多少力气。平时我一只手提二三十斤的东西上 5 楼是没有任何感觉的，但那天我左手拿着小东西，右手提着大米，因为右边相对重一点，我的身体就向左侧倾斜，在一个楼道的转弯处，我突然感觉右手腕中点，向上到肘，再到肩髃，一直到第二颈椎横突处好像有一根筋猛力牵拉了一下。当时大脑中瞬间出现了一条力线，也就是我后来总结出的上肢中线的路线。

　　当我感悟到这条力线后，我的门诊也连续来了几个类似的患者，他们均有前臂下垂时食指、中指、无名指麻木的症状。大部分患者来诊的时候，会用患侧的手抱着头。有的患者自述夜间也要抱着头才能入睡，手放下即会出现麻木症状，让人无法入睡。于是我沿着这条线上循，发现在大部分患者的第二、第三颈椎横突区域都会触摸到条索状的筋结，点按非常敏感。予以松解这个筋结，患者上肢下垂时立即感觉手指麻木感减弱，前臂胀痛感也没那么明显了。其中有部分患者是以颈部斜角肌为主要病变部位，这类患者的压痛点在第七颈椎横突区域，松解此处后手指的麻木症状会得到

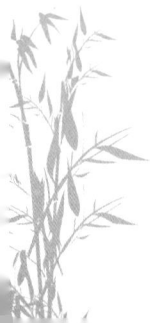

改善。我又发现一个规律，压痛点在第七颈椎横突的这类患者都有一个共同症状，就是颈部向患侧旋转的时候症状会加重，导致大多患者不敢向患侧旋转颈部。处理第七颈椎横突区域后，患者除手指的麻木症状得到改善外，其颈部也可以随便活动。后来我在处理落枕导致的颈部不能正常旋转者时，就寻找患侧的斜角肌，我发现这类患者的患侧斜角肌均是紧张的，予以轻微拨按几下，颈部旋转活动都会得到立即的改善。

这条上肢中线是如何走行的呢？从第二颈椎横突下行，基本是颈部的外侧正中一线，到第七颈椎横突，横向走肩井，再到肩髃，下行到肘部正中，穿行手腕背部正中，向下直达中指（图 2-1）。

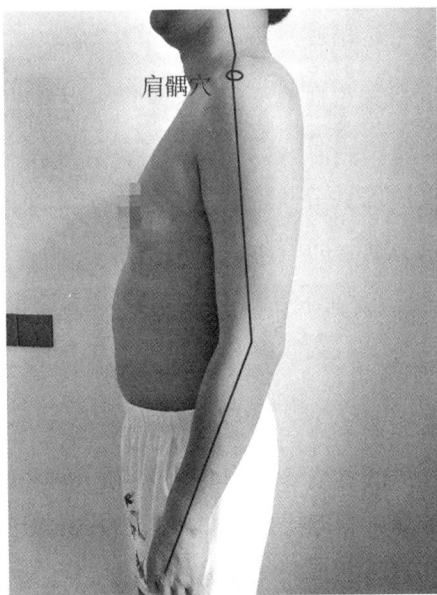

图 2-1　上肢中线

我在《杏林心语：一位中医骨伤医师的临证心得》中提到过，这一线上的肩髃可以治疗中风后遗肘部挛缩的情况，用针刺这个穴位的筋结，采用"苍龙摆尾"的方法，可以收到立竿见影的疗效。现在，我多用刃针针刺局部筋结几下即可。这里不再赘述。

我们还需要注意这一力线上的另外一个穴位——外关。在运用经络处理疾病的时候，有一个指导思想是"经之所过，主治所及"。这一指导思想不仅能单独运用于经脉，还可以运用于经筋，且一样可以运用于皮部。

取这一力线的筋结点处理手指麻木的症状，就是经筋的"经之所过，主治所及"的一个运用。另外，经络治疗疾病还有一个指导思想，就是"病在上者下取之，病在下者上取之"。不少颈部外侧疼痛的患者，或旋转颈部时疼痛的患者，或偏头痛的患者，其外关区域常常都会触摸到明显的筋结或者僵硬点。这个点并不固定于外关，有的偏上，有的偏下，也有偏内和偏外的情况。我常常采用针刺的方法（针尖向上）对这个点进行处理，对于大部分急性颈部外侧疼痛或者偏头痛的患者来说均有明显效果，但对于隐隐疼痛的患者来说效果则没那么明显。这也进一步说明，此穴位的主要作用是治疗急病在表的情况。由"外关"这一名字也可以联想到，其是管理外面（表）的开关。

除以上几个点外，我们还需要注意上肢中线的什么呢？《黄帝内经》言："宗筋主束骨而利机关也。"筋是依附在骨骼之上的，特别是关节部位，有约束并固定关节的作用。而我们的筋均是从肢体末端出发，向上到头和胸腹部。所以在下的骨关节错缝势必会导致在上的筋偏离本位，当筋偏离了本来的位置，偏离部位的筋的张力就会较之前增高。肢体远端筋的张力增高也就势必会牵拉在上的部位而出现疼痛。对于这种原因引起的疼痛，若我们不解决其远端的原始病变点，那么在上部位的疼痛也就势必会反复发作而不能得到根本的解决。故而我们在处理头部或者胸腹部疼痛的时候，一定要考虑到可能是由于远端筋的偏歪挛缩而引起的。如上肢中线上的颈部外侧横突一线疼痛，或者更上方的偏头痛，均可能是由于中指的指间关节错缝，或者腕关节处的月骨错缝而导致筋的偏歪牵拉引起。治疗方法为牵摇手指或者腕关节，让偏移的筋归于本位。筋一旦归位就会恢复自身的柔韧性，其对于颈部的异常牵拉也就自然得到解决。此法常常会收到立竿见影的效果。

循筋拨点疗法

第二节　上肢后线

当感悟到上肢中线以后，我在看诊的时候，就会关注患者的职业，因

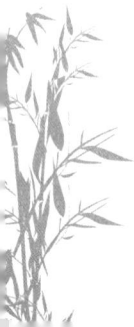

为不同职业的人会有不同的用力习惯，不同的运动方式容易牵拉受损的部位是不一样的。如网球运动员容易出现肱骨外上髁炎，高尔夫运动员容易患肱骨内上髁炎，跑步运动员容易患跟腱炎。我们在看待疾病的同时要思考患者工作时长期用力的体位，以及在这个体位时，其力的作用点在哪里，力的延伸线又在何处。我们在处理患者局部的时候，会利用力的延伸线去寻找原始受损部位。因为临床中患者所表现的疼痛症状常常只是一个标，我们单纯处理这个标，往往效果并不理想。所以，我们需要通过这个标去寻找引起患者疼痛症状的本，也就是引起疼痛的原始牵拉点。我将这种方法称为显找隐。临床中常常可以发现，我们处理患者疼痛的部位效果并不理想，而通过力线的延伸找到其原始病变部位，并在原始病变部位做适当的处理，患者的疼痛症状就会立即得到改善。

对于上肢后线的感悟源于我对肩贞的认识。我在"臂疼肢麻肩贞妙"里提到导致上肢后侧一线疼痛及无名指、小指麻木的有上肢下垂、上肢前伸和上肢上举等不同体位，而当改变体位后这种症状就会改善或者消失。我真正认识到上肢后线这一力线是我在给一个患者讲解肩部锻炼上举方法时。当时，我在给患者做双手上举的姿势示范，要求患者感觉自己在托一个重物，要将这个重物稳稳地举过头部，并用双掌像平托重物一样，掌根持续向上发力，双肘伸直，并保持一定的时间。这其实就是八段锦当中的"两手托天理三焦"。我本来的目的是要求患者通过这个方法治疗肩部的部分粘连。而在示范的过程中，我突然明显感觉小指、上肢外侧、肩贞区域、冈下肌一线好似有一根筋被牵拉紧绷。通过这一个动作让我感悟到上肢后线。后又结合患者临床的一些表现，我总结出了这条上肢后线，由双眼的眶上孔部位向后直达头枕部，向下沿膀胱经外侧线下行，其在肩胛骨内侧部位分 3 支沿肩胛冈下横行至肩贞区域，又沿上肢后侧直达小指。

为什么上肢后线在肩胛区域会有 3 个分支呢？我在临床中发现，肩贞这个部位是一个拐点，我们把肩胛冈下肩胛骨处的上肢后线分为 3 条支线：第一条通过肩贞区域沿着肩胛冈下缘平行到肩胛骨内侧边缘肺俞区域；第二条通过肩贞区域沿着肩胛冈下的部分通过天宗区域而到达肩胛骨内侧冈下部分边缘的中点；第三条由肩贞区域斜向肩胛骨下角（图 2-2）。因为大部分患者除肩贞区域有筋结外，还会由于引起疼痛麻木的姿势不同，而在

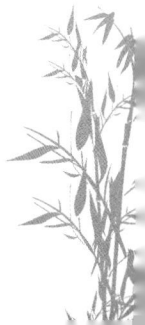

肩胛冈下触摸到条状的筋束。引起症状的体位不同，则筋束所处的位置也就有所不同。如果患者处于上肢下垂体位时疼痛麻木加重，就会在肩胛冈下平行肩胛冈区域触摸到条状筋束；如果患者处于上肢前伸体位时疼痛麻木加重，就会在肩贞区域到肩胛骨冈下部分内侧中点一线触摸到筋束；如果患者处于上肢上举体位时疼痛麻木加重，就会在肩贞区域到肩胛骨下角一线触摸到筋束。这也是我在肩胛区域划分3条路线的原因。

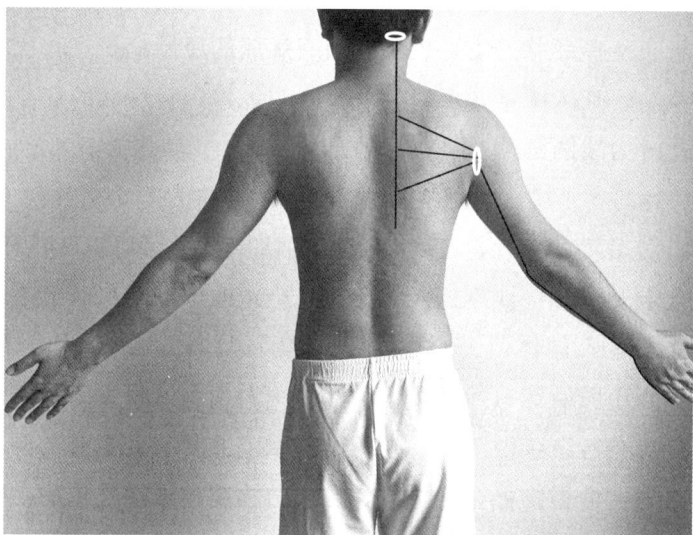

图2-2 上肢后线

而这3条线又会在肩胛骨内侧汇聚于膀胱经的经筋路线上。此路线向上到头枕部风池上区域，再连接睛明穴和眶上孔区域。由此我们可知上肢后侧一线的疼痛，除可以上循肩贞区域以外，还可以根据体位上循肩胛骨处的筋束。有的患者单纯松解筋束也会达到满意的疗效，因为筋的挛缩才会形成筋束，松解筋束就是解决筋的挛缩，也是解决筋的过度牵拉。而在此条力线的上部分，我们需要重点注意的是肩胛骨内侧缝和风池上区域。当我们在处理上肢后侧一线疼痛或者小指麻木的患者的时候，如果在肩贞区域没有发现筋结与压痛点，那么大多会在肩胛骨缝下端或者肩胛骨内上角处发现筋结。而肩胛骨这两个区域有筋结或者比较僵紧的患者，在风池上区域大多会有明显的压痛点或者筋结，所以重点松解肩胛骨内缘和风池上区域即可。

记得有一个患者，上臂后侧连着肩胛骨区域一阵一阵的窜痛，发作时有如电击样疼痛，症状已经持续 1 周了，夜间加重。其曾经在一家医院诊断为带状疱疹的前期症状。因为从症状来看，这就是属于神经性疼痛。临床中有不少疱疹患者在早期的主要表现就是神经性疼痛，几天后继而出现成簇性丘疹、丘疱疹，迅即发展成水疱。在眼眶、耳道处的疱疹，早期多以神经性疼痛为主，一般 4 天左右会出现水疱。这个患者在该院按疱疹输液治疗 1 周后并没有发出水疱，且疼痛并未缓解，故而前来求助于我。我触摸其疼痛区域，并无明显的压痛与筋结，而上循到风池上区域的时候，发现局部明显僵紧，且按压时患者感觉局部剧痛，要求我立即松手。于是我用手法在患者能够忍受的情况下先轻轻地揉按风池上区域，当筋结柔软以后，我又用针由外向内平刺这个筋结。留针 10 多分钟后患者未再出现电击样疼痛，继续留针 1 个小时，也没有出现明显疼痛。取针后，患者感觉有轻微的窜痛，但能够忍受。于是我给患者拿了一根艾条，让其回家多施灸风池上区域，并给患者开了一个简单的方剂——芍药甘草汤。第二天患者来诊，自述灸了风池上区域，吃了药后，没有再出现一阵一阵的窜痛了，虽仍然感觉局部有酸痛，但总体症状改善了 80%。又巩固治疗 2 次，患者未再来诊。

除以上讲的点位和肩胛骨处的 3 条支线以外，我们还需要注意上肢后线上的腕骨和后溪。腕骨是手太阳经的原穴。原穴与五输穴中的输穴功效类似。"输主体重节痛"，也就是说肢体的疼痛，都可以取阴经的输穴，或者阳经的原穴。其实，阴经的输穴也是这条经的原穴，这里就不拓展讲述了。我从经筋的角度来解释腕骨。前面我曾提到人体的十二经筋皆起源于肢体的末端，由末端向上走到头部或者胸腹部。其末端在手指或者足趾处，而手指、足趾只能做屈伸一种活动。筋所过的路线，都会依附于骨，最主要的依附部位就是关节区域，所以也就有了"筋束骨而利机关"这句话。筋有约束并促进关节运动的作用。从手指或足趾向上循，活动度最大的关节是腕关节和踝关节。如果腕关节或者踝关节部位的骨错位偏离本位，错位的骨就会挤压约束其的筋，那么这条筋就会因为骨的错位而偏离本位，这种现象在中医骨伤中叫筋翻。筋偏离本位，势必会加大这条筋的牵拉力度，而这条筋的上部分也会受到牵扯，进而产生相应的症状。所以我们在治疗时，要摇一摇患者的手腕、足踝，将错位的骨调到本位，这条筋也就自然归于本位，从而达到"骨正筋柔，气血自流"的目的。

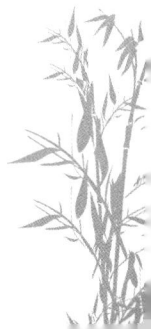

当然，不只是骨错位才会导致筋偏离本位而出现筋结，若某区域的筋活动度过大，超过正常承受范围，也会形成筋结或者偏歪，而进一步引起上部的牵拉出现相应的症状。颈肩疼痛的患者虽然手腕区域不疼痛，但仔细观察就会发现，其手腕大多有轻度的向手背方向凸起的现象，没有健侧手腕平顺。不少颈肩疼痛的患者，我摇一摇其手腕，将这个凸起调平，他的颈肩疼痛就会有不同程度的改善。这是我对运用腕骨治疗的另一种解释。临床多用针刺腕骨进行治疗，此法对颈肩腰腿疼痛的效果不错。

后溪治疗颈椎病的报道有很多，有让患者自己揉按后溪然后活动颈部的，也有让患者将手放在桌子上，通过滚动手掌来挤压后溪达到调节颈部的。我们通过上肢后线的循行路线不难看出，对于颈部后侧的疼痛，这些方法是有效果的。且不少医家提到后溪可以通督脉，所以针对脊柱正中或者膀胱经脊柱内线的疼痛用刺激后溪的方法是有效的。不过对于这类疼痛，我的意见是在针刺或者点压后溪的时候要活动疼痛部位。如我在临床中用针治疗腰部扭伤时，常常采用针刺人中、合谷、后溪的方法，然后让患者旋转腰部并做下蹲运动，而随着患者的活动，其腰部的疼痛会随之逐渐减轻或消失。

第三节　上肢前线

我对于上肢前线的感悟源于治疗一个肱二头肌长头肌腱炎的患者。肱二头肌长头肌腱炎的疼痛部位在肩关节前方，当肩关节外展、后伸及旋转时即感疼痛，肩关节活动受限，患侧手不能触及对侧肩胛骨下角，肱骨结节间沟处压痛明显。对于这类疾病，我早期很少用手法进行处理。因为局部揉按效果并不理想，所以我常采用的是简单直接的方法，即用曲安奈德加利多卡因在肱骨结节间沟处进行局部注射，效果满意。不少患者把封闭理解为将邪气封闭在里面，只是暂时压制住了病痛，后期还会复发。当然，我不认可这种观点。这个患者不愿意采用封闭治疗，那该怎么办呢？我想到该患者主要在上肢后伸体位时感到疼痛加重，且患侧手不能摸背。于是我便自己用右手用力向后做摸背的动作去体验这种牵扯感，发现肱骨结节间沟处有明显的牵扯感。当时我的左侧对着诊室门，这个时候医院的院长找我有事，而刚好在我做摸背动作的时候，院长进门喊我的名字，我的头猛地向左侧一偏，感觉肱骨结节间沟处沿着锁骨下缘到胸锁关节，再向上沿着胸锁乳突肌到乳突处有一根筋被牵拉了一下。院长交代完事情后，我回想了一下刚才的情景，于是顺着患者患侧锁骨下缘和胸锁乳突肌一线进行触摸，发现在锁骨内侧 1/3 处有几个筋结点，压痛比较明显；而上循到乳突处，发现胸锁乳突肌附着于乳突处的前缘压痛更为明显。当松解乳突前下方和锁骨下缘的筋结点后，再让患者外展后伸患侧上肢时，其感觉疼痛消失了。

经历了这个患者以后，我在临床中发现，上肢前侧也就是手太阴肺经和手阳明大肠经区域疼痛，拇指、食指麻木的患者，在其锁骨下缘内侧和胸锁乳突肌乳突附着处的前下方均可触摸到明显的筋结。松解这些筋结，大多患者的症状会得到明显改善。后来我将这两个点取名为乳突下点和锁骨下点。锁骨下点相对不固定，其位置在锁骨下缘内侧 1/3 的区域中。于是这就形成了循筋拨点疗法中的上肢前线。其循行路线为起于拇指，向上行走于上肢前缘，到肱骨大结节后沿着锁骨下缘平行到胸锁关节，再沿着胸锁乳突肌到达乳突部位（图 2-3）。

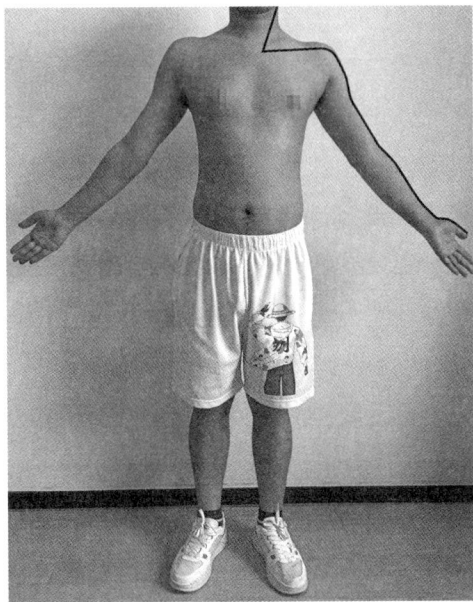

图 2-3　上肢前线

对于这一线，我们还需要注意一个地方，就是三角肌的前缘深处。我在临床中发现，不少拇指、食指麻木的患者，其三角肌与肱二头肌之间的间隙深处常常会触摸到明显的筋结。这些筋结不固定，但是顺着上肢前线排列的，要在三角肌前缘顺着三角肌与肱二头肌之间的间隙深压才会触摸到这些筋结。在松解这些筋结以后，不少患者的拇指、食指麻木的症状均会得到明显改善。当筋结消失后，手指的麻木症状亦会随之消失。且临床发现不少桡骨茎突腱鞘炎患者的这个区域都有明显的筋结。有不少年轻母亲因为抱孩子时手腕不端平，孩子的重量使手腕多向尺侧偏移，则容易患桡骨茎突腱鞘炎。另外，在一手抱着孩子，另一手提着其他东西的时候，大多数人会抬高抱孩子一侧的肩，而在这个体位的时候，其不但感觉手腕桡侧疼痛，而且会感觉肩部三角肌前缘有筋牵拉着疼痛。我也是通过听取了多位前来诊治桡骨茎突腱鞘炎的年轻母亲的描述，才发现了这样一个规律。而这些年轻母亲还在哺乳期，所以大多没有办法采用封闭的方法去治疗。我通过她们的描述发现了其三角肌前缘的压痛与筋结点，遂通过拨筋松解三角肌处的筋结使许多桡骨茎突腱鞘炎患者的手腕部疼痛症状得到立即的改善。之后，我又发现拇指、食指麻木的患者在这个区域同样也有筋结点。这也印证了伤科中常说的一句话"疼轻麻重木难医"。而我在这里说这句话的目的只是想告诉大家，疼痛、麻木的机制是一样的，只是严重程度不同而已。我们大多可以选择一样的治疗手段，只是治疗的周期会不一样而已。

第四节　上肢内线

最初，我只总结出了前面讲的上肢三线。这三条线主要是通过结合神经根型颈椎病患者的临床常见表现感悟而来的。因为在颈椎病的临床表现中，很少看见有患者出现上肢内侧疼痛。也就是说，此类患者的疼痛主要表现在阳经路线上，阴经路线很少出现疼痛的症状。而我之前的一些治疗理念也只局限于"阳气下达"，临床处理疾病注重在患者的疼痛路线上。后

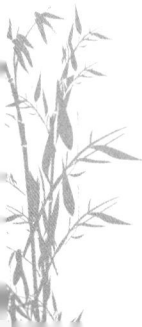

来随着临床技术的提升，不少疑难疾病逐渐进入我的视线。由此，我对于一些虚性疾病也有了进一步的认识和了解，对于"阴升阳降"的感悟也进一步加深。

我对于上肢内线的感悟源于治疗一个疱疹后遗神经痛的患者。这个患者的疱疹也比较特别，主要生长在腋窝（巴掌大小一片），顺着上臂内侧中线，也就是心包经的循行路线，由腋窝一直生长到肘部。经过治疗后，疱疹消退，但这些区域后遗牵扯性疼痛，触摸局部也会有反射性的疼痛，夜间疼痛加剧，上肢伸直也会诱发疼痛加重，其肘部只能呈屈曲或者半屈曲状态。吃止痛药也没有多大作用，患者深以为苦。患者来找我诊治的时候已经是疱疹消退的第十天了。当时我触摸到其腋窝处有一个如鸡蛋大小的筋结，按压剧痛并向肘部放射；其上臂内侧正中上 1/3 段也有一个条状筋束，触摸时也会诱发反射性疼痛。一般情况下，腋窝的肿块多见于副乳，但此患者副乳柔软无压痛，询问后知道其腋下的筋结也是发病后才逐渐出现的。从中医角度来讲，筋结属于筋缩。《黄帝内经》明言："肝有邪，其气留于两腋。"此患者病在肝，而肝主筋，筋喜柔不喜刚。《黄帝内经》提到"阳气者，精则养神，柔则养筋"，故而治疗之首要不是止痛而是柔筋，当展筋定痛。阴阳有物极必反之说，那么此处当欲柔先刚。

为什么要欲柔先刚呢？我们应该都做过韧带的拉伸锻炼。当我们做下腰运动的时候，双足并立，腰部前屈，会发现腘窝后面有一条硬邦邦的筋，而当用力拉伸几次后，就会发现这条筋变得柔软了，而腰部前屈的角度也变大了。这实际也符合中医讲的"动则生阳"，即通过运动使阳气敷布到筋上，筋也就变得柔软了。我们都知道小孩的肢体比较柔软，而老年人的肢体比较僵硬。这也是因为小孩的阳气旺盛，老年人的阳气衰退。阳气充沛则筋柔，阳气衰退则筋僵硬。那么我们应该怎么处理这个患者呢？此类患者适合练习的动作与易筋经的第二式——横担降魔杵类似：两足分开，与肩同宽，足掌踏实，两膝微松；两手自胸前徐徐外展，至两侧平举；立掌，掌心向外；吸气时胸部扩张，臂向后挺；呼气时，指尖内翘，掌向外撑。反复进行 8 ～ 20 次。当我们两手平举，立掌，掌心向外，手指用力上翘，臂向后挺的时候，会感觉到中指指间有一根筋沿着上肢内侧中线直达腋窝，

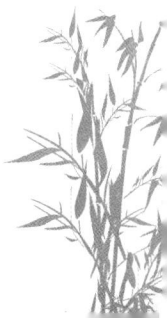

中指上翘弧度越大，这根筋的牵扯力就越强。对于肩部活动受限的患者，我常常让其用此方法进行锻炼，以达到展筋定痛，软化筋结的目的。

这个患者肩部不敢外展，肘部也不敢伸直，只能予以被动牵拉。先将其肘部平伸，被动让其手掌上翘到最大耐受位置，然后保持2分钟。这个过程中，患者腋窝到肘部受到牵拉而出现剧痛，痛得大汗淋漓。然后放松，让患者休息一下。当放松患者的手掌后，其感觉腋窝到肘部的疼痛较治疗前有所缓解，触摸腋窝的包块和上臂内侧的筋结也有软化现象。当患者休息5分钟后，我复用之前的方法，适当加大了患者肩部外展的角度，继续将其肘部平伸，被动让其手掌上翘到最大耐受位置，然后保持2分钟。如是反复处理5次，患者腋窝处的筋结明显变软、变小，上臂内侧的筋束消失，患者自觉疼痛明显改善。复重新开取中药，取养血柔肝，缓急止痛之意，用生白芍60g，当归20g，炙甘草40g，两剂。第二日患者前来复诊，述昨晚睡了一个好觉，夜间没怎么疼痛，现感觉痛减大半。按原方案处理，连续治疗4次痊愈。

经历了这个患者以后，我对阴经的运用才开始重视起来，也进一步认识到"阳经主实证，阴经主虚证"的实质含义，并由此感悟到病在阳者取之阴。也就是说，不少体虚的患者在阳经区域出现急性疼痛，而这种急性疼痛往往只是一个表象，当我们处理阳经区域无效的时候，就要考虑到其本为虚，进而处理相对应的阴经。如对于上肢外侧少阳经筋路线疼痛处理效果不理想的时候，我们就要考虑上肢的内侧线。我大多采用令患者上肢平举，手指上翘并固定的方法。采用此手法以后，其上肢少阳经筋一线的疼痛也大多会得到改善。这里需要注意的一点是，由于阴经引起的阳经疼痛，其疼痛性质多剧烈，发病急，且有一个典型症状"阳缓而阴急"，也就是说在疼痛路线上触摸不到明显的筋结与压痛点，而与其对应的阴经路线虽然没有明显的疼痛感，但可以触摸到明显的筋束和压痛点。予以松解阴经路线，阳经的疼痛也随之得到改善。

当然，上肢内线并非单纯按照心包经循行。其在腋窝处的位置是心经的极泉。我在临床运用的也是这一动态力线，而非单纯的某一经筋。我多运用此线治疗虚性疼痛，手法以弹拨极泉和上肢被动拉筋镇定为主。

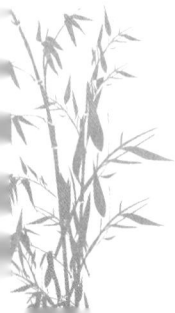

第五节　头部三线

　　头部三线的起始点是我在临床中发现的一个治疗点。这个治疗点在头枕部，风池的上方，也就是斜方肌在头枕部的依附部位，我将其称为风池上。之所以发现这个治疗点，是因为很多颈椎病患者有头痛、头晕的症状，而在这些患者的风池上区域大多会触摸到明显的筋结。予以手法松解风池上区域的筋结后，患者的头痛、头晕症状多可立即得到明显的改善。后来，我仔细触摸患者此处，逐渐发现在风池上区域的筋结中有几条竖立着的从头顶向颈椎方向的鱼线状细小筋线。我在拨动这些细小筋线的时候，发现其敏感性要强于外围筋结块。而这些筋线的分布也是有规律的。我们把风池上区域划分为内侧、中段、外侧3个部分。当风池上筋结区域内侧有筋线的时候，患者的头痛部位以前额正中为主，其攒竹区域也多有明显压痛，我们在临床中将这种疼痛称为眉棱骨痛。有的患者则是以百会区域紧缩状疼痛为主要表现，我们在临床中将这种疼痛称为颠顶头痛。当拨按风池上筋结区域内侧筋线的时候，患者常常会感觉有一股电流从风池上沿头顶放射到攒竹区域，而当我们把这一条筋线放松以后，患者前额和百会区域的疼痛会立即得到改善。而眉棱骨痛的患者，有的疼痛表现在鱼腰区域，其疼痛特点是由鱼腰向头顶偏外侧放射，疼痛性质多为电击样，患者常常有眼冒金星的感觉，且多伴有畏光、恶心呕吐的症状。西医学称这类疾病为眶上神经痛。而这类患者除鱼腰区域有明显的压痛以外，常常会在风池上区域的中段触摸到竖立的筋线。患者疼痛越明显，这一条筋线就会越紧绷。当松解这条紧绷的筋线后，患者鱼腰区域的疼痛亦会明显得到改善。

　　临床中还有一种比较常见而且疼痛性质比较明显的头痛，这种头痛叫偏头痛，即头痛多偏于一侧，以动脉搏动样为主，严重的会伴有恶心呕吐。我在临床中发现，偏头痛患者的太阳筋大多会凸显出来。太阳筋在太阳穴的上方，平时是隐而不显的，只有在太阳区域出现疼痛的时候，才会发现

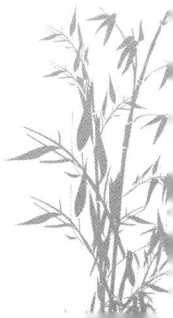

在太阳穴的上方有一条竖立的筋束，疼痛越严重，这条筋束也就越明显。患者疼痛程度的不同会导致筋束的柔韧度不同。疼痛越明显，这条筋束就越僵硬。而太阳筋的凸显也让我们可以清晰地感悟到，筋是人体阳气运行的通道。从中医角度来讲，"疼"字里面有一个"冬"字，也就是说"疼"是冬气，即寒气引起的症状。"痛"为气不通，不通则痛。《素问·举痛论》提道："寒气入经而稽迟。泣而不行，客于脉外则血少，客于脉中则气不通，故卒然而痛。"也就是说，人体的疼痛大多是由于寒气引起的，而寒伤阳气又主收引，则会导致阳气不能正常敷布而出现经脉的挛缩。在经脉系统中，经筋对于寒气的敏感性最高，故而阳气稍有闭阻，筋就会凸显出来，所以古人给其定名为"太阳筋"也颇有深意。偏头痛的患者不仅太阳筋显现，其风池上偏外侧的区域同样会发现一条竖立的筋线，且疼痛越严重，这条筋线也会越紧张。当我们把风池上外侧的筋线松解，患者的偏头痛则会随之改善。而随着偏头痛的缓解，太阳筋也逐渐变软甚至消失不见。

将风池上区域作为一个起点，由这一区域向头部的攒竹区域为一线，称为头部内线；由这一区域向头部的鱼腰区域为一线，称为头部中线；由这一区域向沿头部胆经循行路线到太阳筋为一线，称为头部外线。而后随着对《灵枢·卫气行》的深入研读，我认识到卫气是从头部向下敷布的，我称其为"阳气下达"。我认为卫气是从眼睛发出，分3个地方出发，从头部向下敷布到全身。其一是从眼睛内角（也就是睛明穴）出发沿攒竹向后到风池上区域。其二是从眶上孔，到鱼腰再向后到风池上区域；其三是从眼睛外角，通过太阳区域的骨间隙出发，上走太阳筋，再沿着胆筋路线循行到风池上区域。这3条线均在风池上区域汇合，然后向下再分为3支：一条沿膀胱经路线下行；一条沿颈椎横突下行；一条沿胸锁乳突肌下行。而风池上区域则是阳气下达的第一个关隘。这个区域上可以调头部，下可以调躯体四肢。

头部三线具体见图2-4～图2-6。

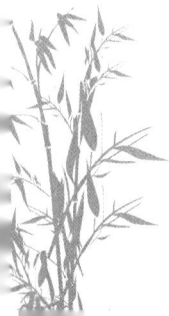

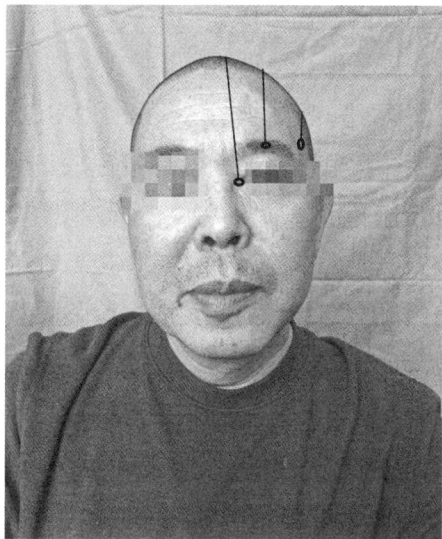

图 2-4 头部三线（前面）

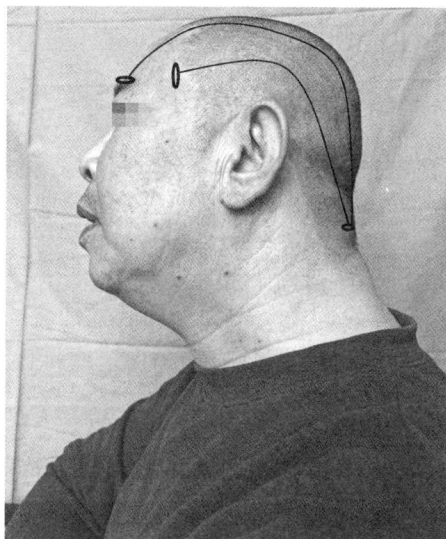

图 2-5 头部三线（侧面）

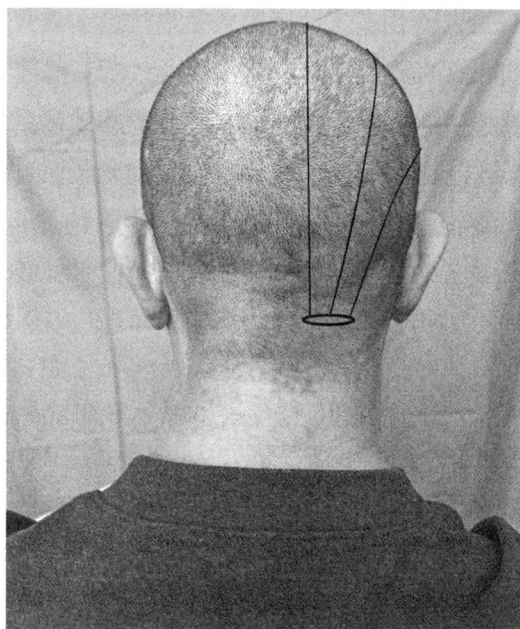

图 2-6 头部三线（后面）

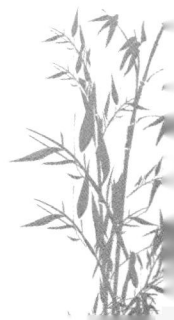

第六节　下肢后线

有一句古话叫作"足部大筋连枕骨"，这说的实际上就是膀胱经的经筋。当我们做下腰动作的时候，会明显感觉到有一条筋从足底沿着下肢后侧正中向上到腰骶部，然后沿着竖脊肌走向直达头枕部而有牵拉感。临床中，腰部疼痛伴随下肢后侧一线疼痛的患者非常多，而其做 CT 检查或者核磁共振检查时会显示腰椎间盘均匀突出的影像。但我们根据影像学检查结果的指导去处理疾病的时候，会发现有不少患者的疗效并不满意，甚至根本没有效果。前些年，西医对于这类患者常常采用腰椎间盘手术摘除的处理手段，而后发现有很大一部分患者的治疗效果并不满意，且复发率高。虽然随着医学的发展，微创手术逐渐取代了以往创面较大的手术方式，但依然有不少患者即使采用微创手术，效果仍不理想。随着科技的发展，很多人体的细微结构被展现在人们的眼前。西医学的细化虽然推动了医学的发展，解决了人们的不少痛苦，但随着西医学的分科而治，人们逐渐将中医的宏观理念抛于脑后。而对于这一类腰腿疼痛的患者来说，我们一定要站在宏观的角度去思考引起疼痛的本源是什么，常常要抛开显现于人们面前这个疼痛症状的标，循着一定的轨迹去发掘隐藏在深处的本。这个本也是我们现在常常提到的一个名词"张力的来源"。疼痛局部的肌肉组织张力一定是增高的，我们就是要顺从这种张力去寻找引起其增高的原始病灶点，这个原始病灶点就是引起疼痛及张力升高的来源。我们只有解决张力的来源问题，患者的疼痛才会得到根本的解决，而张力来源的寻找就是顺从力线而去。

在介绍头部三线时，我提到风池上区域是阳气下达的第一个关隘，那么第二个关隘在哪里呢？第二个关隘就是胸腰结合部，即第十二胸椎和第一腰椎区域。这个区域在上是胸腔，胸腔由肋骨包绕；在下的腰段除了脊柱部分，没有像肋骨一样的骨性组织包绕。而古人在胸腰结合区域用了一个脊中穴来说明这个部位的重要性，用"中"来说明这个部位是人体的一

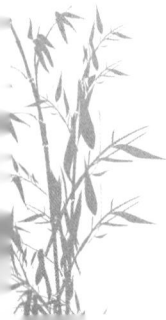

个重要区分点。在这个区域，我们需要注意两点。其一是由于第十二胸椎错缝导致的脊中扭曲；其二是痞根。一个"中"、一个"痞"，不仅描述了这个区域的重要性，也充分显示了古人的智慧。自然界天气要下降，地气要升腾，天地交感才会生万物，而天地交感之处就是"中"。如果天地交感出现问题，天气不能正常下降而浮越于上，或者地气不能正常升腾而凝聚于下，就会形成"痞"。治疗原则是疏通阴阳，让天地能够正常交感，这叫否极泰来。不少腰腿疼痛的患者在痞根区域都会发现硬块或者筋结。而松解这个区域的筋结，患者的腰腿疼痛症状会立即得到改善。这也说明这个区域会经常闭堵而阻止阳气的下达，导致其下段缺乏阳气的敷布而出现疼痛等症状。我在临床中通过对运动力线的运用，总结并发现痞根和脊中区域是很多力线的交会处。我也由此总结出了下肢四线。

还是先来说一说下肢后线。这条线上连头枕风池上区域，在躯干部分循竖脊肌到腰骶部。我将其躯干部分分为内线和外线。内线就在竖脊肌的内缘，相当于华佗夹脊一线；外线就在竖脊肌的外缘。其内线经腰骶部直达尾椎侧缘；其外线在腰骶部向外斜走秩边，然后直下经下肢后侧正中到足跟，循足底到足中趾趾端（图2-7）。

接下来我用几个案例说法。记得曾经有一个患者，其行走时双足心即感疼痛，坐卧均无任何感觉，症状已经持续2个多月了。该患者患病之前喜欢跑步，且经常长跑，已经坚持每天跑步6年了，过往从来没有出现过行走时足心疼痛的情况。如今，其行走时间越长，疼痛就越明显，跑步则会加剧疼痛，故而这2个多月其一直没有跑步，甚至连行走也比较少。就

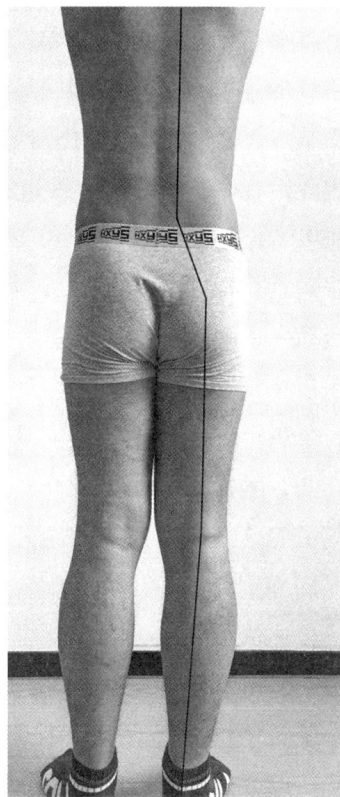

图2-7 下肢后线

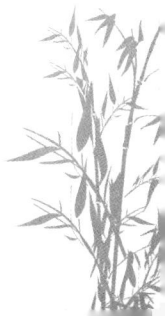

诊时，其自述行走约 200m 就会出现疼痛症状。据其描述，出现足心疼痛症状的前一天他去理疗馆做了一次足浴，当时他认为可能是技师点按足底的时候用力有点大，所以第二天起床走路时感觉足底疼痛，以为休息几天就好了。休息四五天后，症状有所减轻，刚开始迈步时不痛，但是行走一两百米就会出现疼痛。于是寻求过几个医生诊治，都诊断是由于技师用力过猛而导致的足底跖腱膜炎。采用针灸、推拿、局部外敷中药，以及中药泡脚等不同方法，一直没有任何疗效。我分析，该患者有长期跑步的习惯，其足底筋膜和小腿的筋膜长期处于紧张收缩状态，由于应力的作用势必会进一步牵拉上部组织。由于应力的长期蓄积，在身体上部一定会有筋结形成。此次疼痛虽然是技师用力过度引起的，但实际上还是其经筋的柔韧度不够好。这就好比钓鱼的时候，鱼儿上钩了，必然会牵动鱼竿，鱼线自然会绷紧。由于鱼线没有变化，鱼儿的游走必然会受到鱼竿的限制。鱼儿想要自由，就必须解决鱼竿的限制，或者将渔轮里的线放松。于是我循着上肢后线一直到头枕部，并未发现明显筋结，再向上循，在人字缝膀胱经循行路线的附着点处触摸到明显的筋结，按压时剧痛。我先用手法拨揉这两个筋结点，然后由外向内平刺。针刺后让患者行走，其行走 10 多分钟后双足才开始有疼痛的感觉。后如是治疗 5 次，痊愈。

患者，65 岁，保持坐位 10 多分钟即感腰部胀痛，站立和平躺时无事。其胀痛部位以腰骶部为主，时间持续 1 个多月，每天都是坐一会儿就要起来活动一下腰部，坐的时间越长胀痛就越明显。其曾经做过针灸推拿治疗，并内服中药 20 多天，但症状并无改善。询问其针推部位，都是以腰部为主。令患者俯卧位，触摸其腰部柔软，但可见胸腰结合部到肩胛骨下角一段高凸，触摸张力明显较高。此为背部闭阻导致阳气下达受限，腰部缺乏阳气温煦之故，治疗当解结开闸，引阳下达。予以松解背部僵硬区域，然后再局部重灸，并让患者配合内服补中益气丸和金匮肾气丸。次日患者来诊，自述治疗 1 次，回家就可以坐半个小时了。治疗方案不变，后隔天治疗 1 次，10 天痊愈。

还有一位患者在行走时感到秩边到委中一线牵扯，跛行，平躺无事，症状持续 3 天。查腰背部柔软，无压痛与筋结点。上循风池上区域发现明显僵硬，且有压痛。予以局部拨筋，当即缓解。复针，由外向内平刺，再

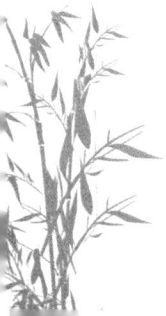

让其做下蹲运动，目的是通过下蹲运动牵拉下肢后线，使其柔韧，亦有促进风池上区域筋结进一步松解的作用。下蹲运动后再让其行走，患者自觉疼痛减轻大半。次日复治疗1次，患者未再来诊。

患者，女性，26岁，自述坐位时，当臀部与凳子接触时即感右侧坐骨结节处疼痛，已持续3个月，其只能将右侧臀部悬空而坐。其曾做过局部温针、推拿、封闭治疗，依然无明显效果。上循腰背部、头枕部均无明显压痛与筋结。复询问得知其出现疼痛症状之前练习过瑜伽。疼痛出现前1周，她在拉伸右腿韧带时，教练曾用力压过她后背一下，当即感觉腘窝受到牵扯，第二天行走时腘窝有轻微疼痛，第三天疼痛消失，1周后发现坐位的时候右侧坐骨结节出现疼痛。于是我再由右侧坐骨结节向下循，在合阳区域发现明显的筋结，压之疼痛。予以松解此处筋结，让患者再试着坐下，其感觉右侧坐骨结节处的压痛感明显缓解。复用软坚散结类中药外敷右侧合阳区域的筋结。隔日治疗1次，6次后症状完全消失。此案虽然是一个小案，专门列举出来是希望大家在询问病史的时候，多寻找一些相关因素。另外，举这个案例也是希望能够让大家明白隐和显、本与标的问题。同时还希望借助这个案例让大家知道循筋拨点疗法中不但有上病下循、下病上循，还有病在中间两边循的方法。

还有一位患者是需要长期伏案工作的人员，低头时即感$C_{2\sim7}$棘突两边疼痛，颈部后仰及旋转则无症状。他曾经做过针灸推拿治疗10多次，症状无明显改善。给他诊治过的医生说这种体位改变是长期伏案工作所致，所需治疗周期较长。后经人介绍前来求助于我。思其长期伏案，颈部筋膜势必会由于应力的作用被向下牵拉。低头动作牵拉的是下肢后线。于是我从颈部下循，在双侧承山直下三横指区域触摸到明显筋结，予以1寸针由下向上斜刺筋结，后让患者做低头、仰头动作。随着颈部的运动，其自觉低头体位时疼痛逐步改善。复在承山下的筋结外敷通络软坚散，隔日1次，3次痊愈。

一谦阁弟子韩显丰：昨日拜读师父的文章，看到师父在案例小结中记载上病下循、下病上循、中间两边循的方法。这让我对循筋拨点疗法又有了一些新的感悟，同时结合自己在临床上所积累的经验，发现大部分患者本人指出的痛点基本上都是牵涉性的，原发性的极少。所以治疗上都是哪

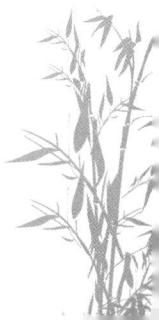

痛不寻哪，而专寻患者不痛地方的筋结点。

有一次我遇到了一个女性患者，她是家庭主妇，40岁左右，主诉腕关节屈伸疼痛2天，以前也曾发作过2次，未经治疗，几天便好转了。但这次的疼痛程度比以前严重，恰逢同学（她的同学也是我的患者）到家中做客，看此情况便把她介绍到我这治疗。我先让她自己指出痛点，然后再使其腕关节做屈伸活动，痛点显示在阳池穴附近。做伸腕动作时腕关节疼痛，手掌向下按压时疼痛加重且功能受限。以前我处理此病的方法是按压腕部痛点、拔伸摇法、前臂捋顺法，然后在腕部用纱布固定。从前有几例经这样治疗的患者效果都不怎么明显，所以这次我放弃了在腕部的治疗，而是直接向上寻找，后在手三里和肘髎处发现明显的痛点，按之剧痛。于是我就在这两个位置做重点治疗，当时症状就有了很明显的改善。事后回访患者，其告知我症状已完全消除。

以上所说，就是我对上病下循、下病上循、中间两边循的感悟及临床心得，与大家分享。

第七节　下肢外线

我对于下肢外线的感悟源于治疗一个腰椎间盘突出症的患者。2011年3月，该患者来诊，主诉是腰部伴左下肢疼痛2个月，加重6天。来诊时，其左小腿胫骨前肌疼痛比较剧烈，左足不能着地，受力则疼痛进一步加重，当时是由家人背着来到诊室的。其自述无论是坐着还是躺着，左小腿均感疼痛，站立时更甚。查其左小腿胫骨前肌局部张力增高，以中上段为甚，其大腿外侧的风市区域僵紧，臀部跳跃点有明显筋结与压痛，而腰部肌群中下段柔软，左侧痞根区域有一个2cm×3cm大小的筋结块。予以揉按左侧风市、跳跃、痞根区域的筋结，患者无任何改善。于是我再向上循，发现患者背部左侧的竖脊肌明显高于右侧。其背部右侧肌肉比较松弛柔软，而左侧肌肉明显张力较高。我在其左侧肩胛骨下1/3内侧竖脊肌处发现有一个明显的筋结点，按压这个点时患者突然大叫，说非常疼痛，而且左下肢

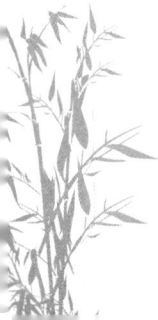

均感胀痛加剧，不能忍受，其痛得大汗淋漓，表情非常痛苦。当我松手后，患者当即就说左下肢的胀痛有所减轻。复按拨这个点，患者左下肢胀痛如故。于是我重点拨按了其左侧肩胛骨内侧的筋结，当筋结变软后，患者自觉左小腿疼痛大减，自己可以站立行走。后用针刺肩胛骨内侧筋结点、跳跃点、痞根点、风市点，肩胛骨内侧筋结点针尾加灸。予其内服桂枝汤加三棱、莪术、威灵仙、鸡血藤，1日1剂，分3次服用。治疗9天，痊愈。

由此，我总结出了下肢外线。这条线的走向是从足小趾与第四趾相连的趾缝开始，循足背到外踝前下方的丘墟处，沿腓骨前缘到阳陵泉，上循大腿外侧中线过风市到跳跃，由跳跃过髂棘，斜走痞根，交与下肢后线外侧，然后循膀胱经经筋路线上达头枕部（图2-8）。

下面举几个案例进行说法。

患者自述右侧股骨大转子到风市一线行走即感疼痛10天，上下楼梯或者跑步时症状更为明显，且会牵扯膝关节外侧，曾在某医院诊断为髂胫束综合征。该院医生予以大腿外侧刃针松解2次无效，后来我处诊治。上循其右侧痞根区域感觉明显僵紧，予以手法松解痞根筋结，1次即减，复于痞根外敷通络软坚散。隔日1次，3次痊愈。

患者自述右侧风市区域麻木如蚁行1个月，在某院诊断为股外侧皮神经炎。该院对症采用针灸配合内服活血通络类中成药治疗近20天，效果不理想，后来我处诊治。我在其右侧跳跃、痞根区域发现明显筋结，予以松解，针刺筋结，针尾加灸。复令其内服桂枝加黄芪汤，共治疗12天，症状消失。

我在临床中发现，大部分下肢外侧疼痛的患者，其腰部肌群多柔软，而胸

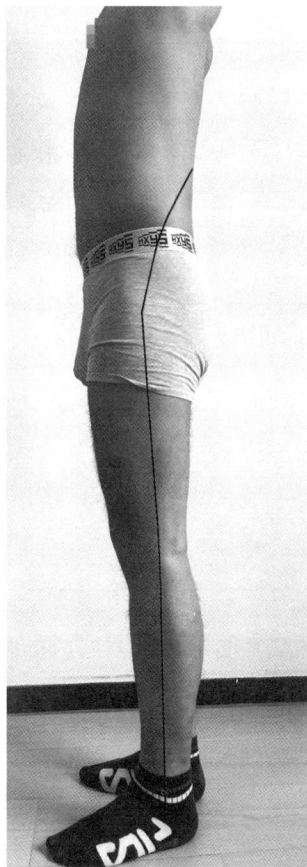

图2-8　下肢外线

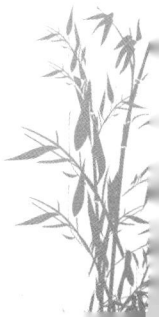

腰结合部以上多僵硬。不少患者单纯处理背部僵硬区域，症状会得到立即改善。由此，我还总结出了一条治疗原则"下肢外侧疼痛背部求"。

2019年10月，北京的诊所刚刚开业就来了一个女性患者，张家口人，54岁，自述右下肢外侧疼痛3个月，加重8天。疼痛以右侧骶髂关节、股骨大转子后沿为甚，行走时疼痛加重。其丈夫亦是中医医生，予针灸、内服方药治疗，效果不佳。其丈夫在网络上认识我多年，知道我在北京开办诊所后，特带她来诊。来诊时，患者跛行，腰部向右侧侧弯。查体示腰部肌肉柔软，右侧痞根区域僵紧，背部肌肉僵硬。我先从其右小腿胆经经筋后缘开始处理，沿大腿胆经经筋后缘，逐步以轻手法松解。然后一手固定右侧骶髂关节部，另一手扶着右侧膝关节部位，做臀部的摆动来调节骶髂关节错缝。说到错缝，这里给大家简单介绍一下鉴别方法。有两点需要我们注意：第一，静止时疼痛减轻，甚至消失，用力时疼痛加重。第二，当患侧肢体受力时，患者会快速提起患肢。另外，久病多有错位，筋缩骨歪。然后松解痞根区域和背部。当我将其背部肌肉松解以后，其立刻感觉股骨大转子后缘到膝关节外侧像是"松绑"了一样。患者治疗之前并没有描述存在腿被捆绑的感觉，当我把其背部肌肉松解以后，患者才告知之前感觉大腿外侧有一种被捆绑的感觉。因其患病时间较长，我又让其仰卧平躺，发现右侧腹哀区域有1个2cm×2cm的筋结，中脘区域有1个3cm×4cm的筋结，其中中脘处的筋结压痛更明显。为什么我会前循中脘和腹哀区域呢？前面我曾讲过"背痛还需看中脘"。导致背部僵硬的原因之一是胃阳不足，形成痰饮，痰饮闭阻气机，就会在中脘处形成筋结，故而背部僵硬的患者中脘区域一定会有筋结。那么腹哀处为什么有筋结呢？临床发现，腹哀和痞根一样，有交通上下气机的作用。腹哀主管胸腹部的气机交换，痞根主管腰背部的气机交换。且临床发现，痞根和腹哀的筋结相辅相成。痞根区域有筋结，则其对应的腹哀区域就一定会有筋结，且左对左，右对右。

当时我还对患者说："平时不要太敏感。"听到我的话，患者突然想要起身，一脸诧异地看着我，她感觉我好像看穿了她的内心。因为我知道右侧腹哀主思虑，此处有结块，一定是思虑太重，而思虑重的人多容易敏感。中脘对应的是心，中脘有结也表示心事比较重。其实这也没什么玄机，只是我掌握了这种辨证规律而已，即形体 - 生理 - 心理 - 性理为一线。有关

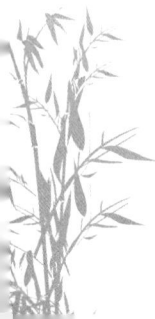

这种辨证规律，我会在"脏腑气化系统"部分详细讲述，这里就不过多赘述了。我将其中脘、右侧腹哀区域的筋结揉松软后，又重灸这两个筋结各1小时。治疗后，患者下地即感非常轻松，说是这3个月以来感觉最轻松的一次。患者次日来诊，说疼痛已经缓解一半，治疗如故。此次治疗后，我给她开了一个方子——黄芪桂枝五物汤加鸡血藤60g。因其丈夫本就是中医医生，故我让其丈夫回家后按之前的方法处理即可，不用再在我处治疗了。半个月后，其丈夫给我回信，言患者已痊愈。

第八节　下肢前线

我对下肢前线的感悟源于2012年治疗的一个患者。帅某，男，50岁，于2011年12月突发腰部伴右下肢疼痛，以每日晨起时为甚，下地即感小腿转筋般疼痛，腘窝至坐骨结节一线有牵扯感，每天下床必须活动2小时后症状才会有所缓解，平躺后症状亦可缓解或消失。其先后曾在成都几家骨科医院求治，效果不理想。后到四川大学华西医院求治，本打算在该院行手术治疗，但该院医生会诊后认为患者的情况比较特殊，不宜手术治疗，遂建议患者采取中医保守治疗。患者于2012年4月28日来我院就诊。来诊时，患者腰部肌肉松弛，无明显压痛，右侧秩边和环跳处有轻微压痛，右侧合阳和悬钟处局部肌肉轻微紧张，但没有触及明显的筋结。当时我考虑到患者站立即感下肢胀痛，平躺症状不明显，说明他是腰部肌肉力量不够的问题。治疗以内服中药补气健脾为主，配合针灸治疗。如是治疗10多天，效果并不明显。同年5月7日下午，患者前来复诊。因治疗了10多天没有效果，说明我之前的治疗理念可能出现了偏差，于是对于该患者的病情我又好好揣摩了一下。我转换了思维，让患者平躺，仔细检查其下肢前侧，发现深压悬钟、丰隆、足三里，以及髀关、天枢、下关部位疼痛比较明显。于是我重点弹拨了这些部位，然后进行针刺。在治疗过程中，我想到悬钟可以治疗小腿转筋，故治疗时重点取悬钟。患者经这次治疗后，下地活动当即便没有感觉到小腿转筋般的疼痛，次日晨起亦明显感觉轻松，

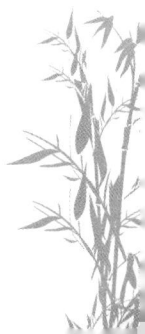

后治疗均取前侧，治疗 10 多天，症状消失。我后来将对此患者的处理重点放在了胃经循行区域。之前我让其内服补气健脾类方药无效，原因还是经络闭阻，药力不能透达。此案也让我逐渐转变了治疗思路。对于腰腿疼痛，我们不要只注重局部，亦可后病前取。从此案之后，我逐渐对腹部和下肢前侧重视起来。

我对于下肢前线的进一步认识是由于另外一个患者。那是 2013 年春节的时候，有一个男性患者，职业是出租车司机，他开车从成都去了一趟泸州，在返回成都的路上即感腰部疼痛，当他把车开回成都停下来的时候，腰部剧烈的疼痛让他大汗淋漓，根本无法自己下车，最后还是让他的家人把他接回了青白江。回到青白江后，便直接来我处就诊。来的时候，患者双脚不能受力，基本上是由两个人抬着腋下进来的。患者腰部不能挺直，不能平躺，也不能完全俯卧。令其侧卧查体，发现整个腰部反凸，就像一个拉紧的弓，腰部两侧的肌肉均呈板状，触碰时患者感觉剧烈疼痛。其背部肩胛之间的筋亦是僵紧的，阳陵泉到绝骨一线也明显僵紧，绝骨处有一明显硬结，压之剧痛。我让其呈俯卧位，在腹部垫了一个枕头，重点放松了其肩胛骨之间的筋。当肩胛部的筋得到松解后，患者腰痛也有所缓解。复拨了阳陵泉到绝骨一线，重点处理绝骨区域的筋结。当把绝骨区域的筋结松开以后，患者感觉疼痛缓解 80%，再查其腰部发现反弓消失，腰部两旁的肌肉明显柔软许多，患者当即可下地行走。又治疗了 2 次，痊愈。

2013 年 4 月，来了一位就诊的患者。其在登山后出现右侧小腿胫骨前肌酸胀，当时并未在意，觉得休息几天就好了。1 周后，其右侧足三里到足背部均感麻木，且右踝背伸出现轻微障碍，走路时右足出现轻度跨阈步态，右足轻度下垂。其被最初就诊的一家医院诊断为右侧腓总神经损伤。该院予以针灸、熏蒸和静脉滴注营养神经的药物，治疗半月无效。中医学认为"气虚则麻，血虚则木"，麻木当属气血两虚。而此患者的麻木表现在小腿和足部，当是在上之经络闭阻，导致经气不能下达以濡养筋肉。于是我让患者平躺，发现其髀关、天枢处均有明显筋结，按之疼痛，再直线向上循，无筋结发现；又让其俯卧，发现右侧痞根处有 1 个 2cm×3cm 的筋结，压痛明显，而左侧痞根处无筋结。痞根和天枢都有枢转气血的作用，这两个地方有筋结说明其右侧的气血枢转不利；而髀关就是管理下肢的开关。这 3

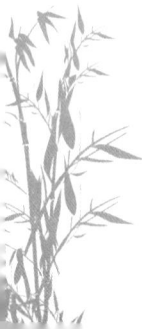

个部位既然出现了筋结,就说明筋脉闭阻,所以治疗要点应该是疏通这几个闭阻点。于是我重点松解了这3个筋结点。当我松解了这3个筋结点后,"奇迹"发生了,患者当即感觉小腿和足背的麻木感减轻,且踝关节背伸活动恢复了正常。在此之前,我虽然处理了不少腓总神经损伤的患者,但大部分都见效缓慢,有的要两三天才能见到效果。后来,我在这3个点进行针刺后,又在针尾加灸,并开中药方剂黄芪桂枝五物汤加鸡血藤、淫羊藿内服。共治疗了6天,患者症状全部消失。

2013年6月,一位女性患者,农民,42岁,是我院一位医生的亲戚。其自述左下腹隐隐疼痛2年,运动时加重,休息后缓解。B超检查示腹部附件无异常。因腹部疼痛已经持续2年,且有加重的趋势,患者有些担心,本打算到四川大学华西医院做一个系统的检查,但被我的同事介绍来到我院就诊。查体时我发现其描述疼痛的区域刚好是腰大肌在下腹部的投影区域,触摸其疼痛部位感觉很柔软,深压也无明显压痛,但我在其左侧腰大肌附着脊柱的痞根区域触摸到了1个4cm×5cm的硬性筋结,而右侧痞根区域无压痛与筋结。当时我就断定这个患者是由于长期从事体力工作,习惯性姿势导致了左侧腰大肌长期处于一个紧张状态而在脊柱附着点处形成应力性拉伤,而后左侧痞根区域由于筋结的形成反过来牵拉腰大肌,故而出现腹部疼痛症状。所以,治疗时只要把痞根区域的筋结松开,腹痛自然就好了。我用手法拨按痞根区域的筋结,再局部围刺加艾条悬灸,之后外敷通络软坚散。次日患者前来复诊,说经过昨天的治疗感觉腹痛好多了。我又按照之前的方法为其治疗了1次,并建议其回家后找针灸医生按照我的方法巩固治疗,还给她开了半个月的外敷药。后来同事说这位患者回家后也没去做针灸治疗,只是外敷我给她开的药,腹部再也不痛了。

2014年4月初来了一个患者,孟某,男,66岁。其在当年年初的时候突发腰部疼痛伴右下肢疼痛,发作时腰部不敢活动,稍一活动即感剧痛,并牵连至右侧整个下肢。曾经在某医院行针灸治疗2个月,疼痛略有缓解,但效果不是十分理想,后经朋友介绍来我处治疗。这个患者来的时候是由家人搀扶着小步走进诊室。其姿势非常典型,身体向左侧倾斜,右下肢是被拖着往前的,腰部不能活动,右下肢亦不能受力,腰部稍微动作大一点或者右下肢受力重一点即感腰部及右下肢(特别是小腿)拘急性剧痛。其

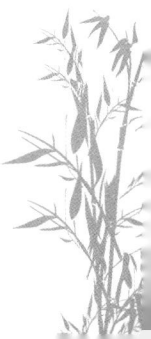

自述 2 个月以来一直不能平躺，平躺即感腰部剧痛，每天只能趴着，而且夜间常常被痛醒。CT 检查示 $L_{3\sim4}$、$L_{4\sim5}$ 椎间盘突出。查体发现其整个腰部像门板一样，而且明显向左侧偏弯；右侧臀部三点（跳跃点、秩边点、大转子点）及合阳、阳陵泉、承山、绝骨处均有明显压痛点。当时我发现这个患者最明显的压痛点是双侧的痞根区域，且均有一个鸡蛋大小的筋结。这个患者当时给我的感觉就是痞根部位的经气堵塞。因为在我治疗的所有患者中，还是第一次碰到痞根部位有这么大筋结的，所以每次治疗时我都弹拨这些筋结，并将重点放在痞根部位。治疗了半个月，患者病情有了很大的改善，疼痛没有那么明显了，夜间也可以安然入睡了，但是仅可以侧卧，仍然不能平躺。查体发现其腰部的肌群松解了一些，痞根区域的筋结小了不少。虽然患者可以不需要人搀扶走近百米，但仍然不能挺直腰部，有时还会感觉腰部和右下肢胀痛。所以我觉得我的治疗方向出现了错误。后来我便改变了治疗方向，将重点放在弹拨阳陵泉至绝骨这一线，尤其是绝骨部位。当我改变治疗方向后，患者的病情一天比一天明显好转起来。又治疗了 10 多天，患者腰腿部的疼痛基本消失，而且已经可以直立行走约2km。查体发现其腰部的整个肌群已完全松弛，脊柱侧弯也明显改善。

通过这些案例，我逐渐总结出下肢前线。其起于足中趾趾端，经足背正中，过踝沿胫前外侧缘上行，经大腿前正中线到髀关，向上到髂前上棘，斜走痞根，汇于下肢后线，上行到头枕部。

第九节　下肢内线

2014 年冬季，我的一个老患者，女性，75 岁，因受凉突发腰部伴右小腿内侧抽掣性疼痛。其自觉腰部僵紧，好像有气在腰骶部游窜，并时感腰部猛烈的转筋般疼痛。其小腿内侧亦是如此，时感胫骨内侧缘中下段有气来回游窜，亦是感觉一阵一阵的小腿内侧转筋般疼痛。患者不能站立，也不能坐直，只能屈膝弯腰而坐。坐位时，只要腰部稍稍直立即出现痛苦、恐惧的表情。其不能俯卧，俯卧时只能将臀部抬高而不能接触床面，在其

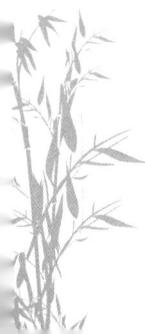

下腹部垫两个枕头方觉舒服一点。其腰骶部竖脊肌骶椎附着区域明显后凸，触摸僵硬，而其上腰段的竖脊肌反而比较柔软。这位患者腰骶部的反弓现象与我在"下肢前线"里面提到的反弓现象有所不同。"下肢前线"里所提到的反弓是腰部中段的后凸，就像是一个被拉满了弦的弓。我亦触摸了一下这位患者的绝骨至阳陵泉一线，发现张力不高，无压痛与筋结，其痞根与背部亦无筋结包块和压痛。其胫中区域的比目鱼肌肌腹明显肿胀，小腿抽筋时胫中区域明显高凸。予以腰骶部揉按，无缓解；处理胫中区域结块，疼痛稍有改善。

虽然患者腰部疼痛部位在膀胱经线路上，但其有恐惧表现，肾虚则恐，故当从肾经经筋入手。《灵枢·经筋》描述："足少阴之筋，起于小指之下，并足太阴之筋，邪走内踝之下，结于踵，与太阳之筋合，而上结于内辅之下，并太阴之筋，而上循阴股，结于阴器，循脊内夹膂，上至项，结于枕骨，与足太阳之筋合。其病足下转筋，及所过而结者皆痛及转筋。病在此者，主痫瘛及痉，在外者不能俯，在内者不能仰。故阳病者腰反折不能俯，阴病者不能仰。治在燔针劫刺，以知为数，以痛为腧。在内者熨引饮药，此筋折纽，纽发数甚者，死不治，名曰孟秋痹也。"足少阴经的经筋在大腿根部是循着脊柱的前缘，夹着脊柱而上行到达头枕部的。其在头枕部与足太阳经的经筋相合。肾经之经筋受寒，侧腰部不能后仰。肾经之经筋受寒，则势必会牵扯到头枕部。其与膀胱经经筋在头枕部交会，则膀胱经经筋头枕部就会出现应激性的牵拉力，而膀胱经经筋下端骶椎附着处由于牵拉力的原因就会出现高凸。且肾经经筋疾病导致的疼痛就是以转筋般的疼痛为主，由此可见当从肾经的经筋入手治疗。

《素问·刺腰痛》提道："足少阴令人腰痛，痛引脊内廉。刺少阴于内踝上二痏。"此证是典型的肾虚复受寒凉所致，也正是《伤寒论》所描述的太少两感之证。《伤寒论》用麻黄附子细辛汤治疗太少两感。麻黄、细辛均属辛温药，中药味辛有开泄作用。此患者当用重手法（如弹筋手法）激荡肾经之经筋。于是我就在其肾经经筋上的大腿根部，实际上就是大腿内收肌群附着在耻骨部位的下方大约3寸的位置，用力提拉了几下。患者当即感觉从少腹处有一股寒气直冲咽喉。患者全身出现寒战，随即打了几个响亮的嗝，自觉有一股寒气从口腔排出。寒战和打嗝的现象持续了1分钟。1分

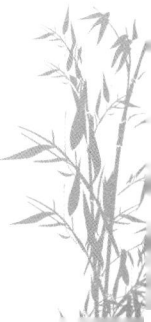

钟后，患者不再有寒战和打嗝现象，其长叹了一口气，紧接着说腰部感觉舒服多了。其要求自己下床活动，发现已经可以直立行走，腰部和小腿再没有出现转筋般的疼痛。我又重灸其关元，并予麻黄附子细辛汤2剂。次日，患者自己走路前来复诊，述："经过昨天的治疗，回家以后紧接着吃了中药，晚上便没有出现转筋般的疼痛，今天早上起来右腿也没有再疼痛了，但腰部微微感觉有些许酸胀。"予以重点揉按了下肢肾经经筋路线，继而重灸关元。后患者来看其他疾病，说经过2次治疗，将2剂中药吃了以后，腰痛便完全好了。

通过这个案例，我对老年腰腿疼痛有了新的认识。我发现腰腿疼痛严重者，疼痛位置虽然在下肢的阳经路线上，而大部分会在胫中区域触摸到筋结。此类患者均是阴病及阳，本虚而标实。予以治疗的时候，要重点处理下肢内侧一线。临床还发现这类患者有一个共性，即在三阴交区域或者胫中区域会触摸到明显的筋结，也有少部分患者在大腿内侧根部有硬性结块。松解这些筋结要比单纯处理其阳经路线效果明显得多。而这类患者在肓俞部位都有明显结块。在把肓俞部位的筋结揉按以后，患者会觉得脐周发热，有的人还会立即有便意，这部分人大便以后就会感觉腰痛大减。

由此我总结出了下肢内线。其起于足部涌泉，斜经内踝尖，沿着胫骨内侧边缘上行，经膝关节内侧中点，沿大腿内侧中线而抵达骨盆，沿腹部、脊柱两侧上行而到达头枕部。这条路线基本上与肾经经筋路线一致。此线主要用于治疗虚性腰腿疼痛。

一谦阁弟子潘要治：今天我也来分享一些循筋拨点疗法中的点滴感悟。我们都知道人体的十二经筋就像是十二条力线一般约束着骨骼关节来支撑身体。循筋拨点疗法中提到的一些线路循行也同样是像力线一样输布支撑人体。所以，我们同样可以用这个理路来思考、处理病证。受人体结构力的影响，经筋力线不对称或不平衡（一侧受损）时，机体便会调整改变应力，产生局部结构（关节与软组织周边）环境失衡（平衡失稳）现象，继而引起症状。

师父在讲下肢后线的循筋拨点理路时提到了一句俗语"足部大筋连枕骨"。别看这是一句俗语，其中可是包含着很多道理的。试想一下，足太阳经筋的循行敷布路线是不是从足部上行结于枕骨呢？我们来复习一下《黄

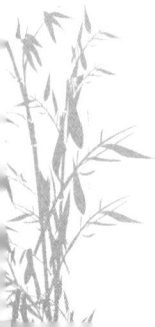

帝内经》中描述足太阳经筋的原文："足太阳之筋，起于足小指，上结于踝，邪上结于膝，其下循足外侧，结于踵，上循跟，结于腘；其别者，结于踹外，上腘中内廉，与腘中并上结于臀，上夹脊，上项；其支者，别入结于舌本；其直者，结于枕骨，上头下颜，结于鼻；其支者，为目上网，下结于烦。"此句大致就是说足太阳经筋自足小趾外侧起，沿小腿、大腿后侧到臀部，然后夹脊背部，直达颈项到枕骨。

"诸筋者皆属于节。"按照经筋动态力线上下传导来看，足太阳经筋的力线传导应力部位也是在关节处和关节缝隙处。这样自下而上就可以分为①足外踝后侧；②小腿正中高点；③膝关节内后侧；④骶髂关节处；⑤背部高点处；⑥肩胛骨内侧缘；⑦后枕处；⑧头顶部。

我们可以用"关节缝隙""凸对凸"等循穴治疗法则。例如，对于一些足底或者足踝外侧疼痛的患者，向上循到小腿正中高点（承山区域）常常会发现有敏感筋结反应。在此处施以手法或者针刺，症状便会得以缓解、消除。根据症状，有的可能还要再向上循，找到另一个高点，或在关节缝隙对接处找到敏感反应点（如骶髂关节处）；有的还要向上循，找到背部高点甚至连到头枕部。从经筋动态力线来看，把腰骶关节部作为重要受力处时向上循，背部高点就是中程受力处，后枕处则为远程受力处。中程的背部出现症状，可以在腰骶部寻找反应点，也可以在远程的枕部寻找反应点。向下循，小腿部就是中程受力处，而足踝、足趾就是远程受力处。小腿部的问题可以在腰骶部进行处理，同样也可以在足踝处得到解决；足踝的问题可以在小腿或者腰骶部进行处理。若把腰骶部作为中程受力处，那么相对上下的头枕部和足踝部就是远程受力处，两者可以相互影响。头枕部的问题可以在腰骶部寻找筋结反应点，同样也可以在足踝处寻找阳性反应点。总而言之，以上的几个受力点都是在高应力影响下的受牵连处。

我们在处理症状时，就可以运用师父讲的"点线路思想"灵活运用这些受牵连的高应力点区域来循筋探结，以缓解、消除症状。

最后附上几句师之语录：

　　·识病之难，难于识人体失衡之因。

　　·治病之难，难于找导致失衡之点。

　　·治病之法，需在多维立体角度思考人体动态平衡。

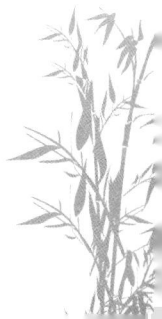

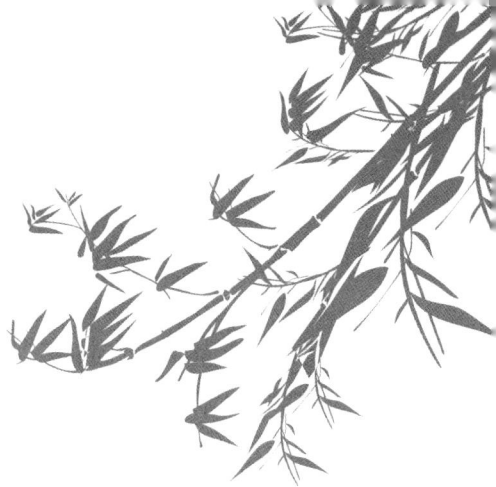

第三章

络脉体系

在进入"南宫门"时，师父就要求我一定要好好思考丝瓜络。当时我的师父说："丝瓜络和人体的经脉是相通的，理解好了丝瓜络，你也就能够理解经络了，从而就可以灵活运用经络了。"那个时候我对经络的理解比较简单，认为其就是联系脏腑和肢体的网状结构，没有太深入地去研究。《黄帝内经》认为直者为经，支而横者为络。通过不断在临床中有所感悟，我逐渐认为络脉就像树的枝丫一样，无处不在，故而全身无处非络。于是，我总结出了一套络脉系统。我将络脉系统分为6种情况：一是浮络，二是直络，三是斜络，四是交叉络，五是散络，六是横络。

第一节 直 络

先来谈一谈直络。对于直络的感悟，最早源于我对肩胛间区的感悟。早年在治疗颈椎病时，最让我感到头痛的是交感神经型颈椎病。该病以头痛、头晕为主要表现，也有眼部干涩、视物昏花、耳鸣等情况，同时由于交感神经的刺激，患者常常会突发心悸胸闷、恶心呕吐的症状。我在临床中常常遇到患者在候诊或者治疗过程中突发心悸胸闷、血压升高、心率加快的情况。早年对于交感神经型颈椎病，我的注意力集中在"颈椎"两个字上。当时，我单纯地认为是颈椎的问题，所以重点针对颈椎进行揉按或者针灸处理，但一直没有取得过满意的疗效。

由于我所学的专业是中医骨伤，我在阅览骨伤以外的书籍时，如果描述有相关的骨伤症状，就会习惯性地多看几遍。学医本来就应该是一专多能。我虽然是以骨伤专业为主，但也会经常学习除骨伤以外的其他科（内外妇儿）的疾病。因为老一辈的中医大多是全科，现在虽然分科，但作为临床医生也可以将其他专业的精华纳入治疗骨伤疾病中。我一贯秉承"一专多能，汇融百家"的思想，故而涉猎的医书也比较广泛。我在学习《金

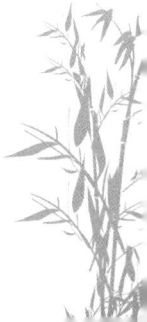

匮要略》的时候，"痰饮咳嗽病脉证"中有一句话引起了我的重视，即"夫心下有留饮，其人背寒冷如手大"。中医学认为，患者的心悸胸闷、头晕耳鸣等症状是痰饮所致。饮停心下，如果上逆于心，就会出现心悸胸闷；如果上逆于头，就会出现头晕耳鸣。由此我想到在治疗交感神经型颈椎病时可以抛开西医学的交感神经思维，而从中医学的痰饮入手。明白了交感神经型颈椎病是痰饮所致后，"其人背寒冷如手大"这句话就引起了我的重视。在此之后，每遇到交感神经型颈椎病患者，我都会仔细询问其后背的感觉。有的患者描述在两个肩胛骨之间有手掌大一块区域是冰凉的，部分患者还描述这一区域有凉气向外冒；也有的患者表现为两个肩胛骨之间感觉僵紧，其实僵紧也是寒的一种表现，因为寒主收引。在此之前，我读《灵枢·卫气行》有感，认为人体的卫气是从头部向下敷布的，且卫气经体表后还要进入体内。如果卫气在肩胛骨这个区域闭阻，则卫阳就不能正常进入体内而温煦脏腑，心脏缺乏阳气的温煦，复受痰饮的侵袭，就会出现心悸胸闷的情况。若肺得不到卫气的温煦，就会出现咳嗽气喘。当我想明白这个道理后，对这类患者的治疗重心就放在肩胛骨之间。我发现这类患者在此区域均会触摸到明显的筋结和压痛点。虽然患者的症状不同，筋结点的分布亦不固定，但终是不离肩胛骨之间的区域。肩胛间区就是背部两肩胛骨之间（在肩胛下角水平以上）的区域。其中的筋结点主要分布在这一区域的竖脊肌之上。对于心悸胸闷、咳嗽气喘的患者，我们可以在其肩胛骨之间找到筋结，用力拨开以后，其症状大多能立即缓解。

后来我又进一步思考该法有效的原因。我发现背部的筋结点大多分布在脏器的背俞穴附近，如心俞、肺俞、厥阴俞等，这说明一个什么问题呢？《素问·举痛论》提道："悲则心系急，肺布叶举，而上焦不通，荣卫不散，热气在中。"《灵枢·经脉》中多处提到某经络于某腑某脏，如"心手少阴之脉，起于心中，出属心系，下膈，络小肠；其支者，从心系上夹咽，系目系"。这些条文所描述的"系"和"络"实际指的是络脉。我认为背俞穴实际就是指脏腑通过络脉联络于脊柱的部分。当背俞穴出现闭阻，其对应的脏腑就会由于卫阳不能通过这个穴位内入以温煦而出现对应的症状。

当我想通了这个道理以后，再遇到胃痛的患者就去找其胃俞，发现胃

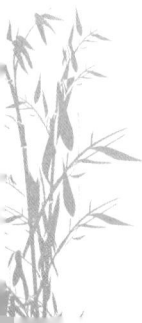

俞附近真的有筋结点。而对于胆囊疼痛的患者，我发现其胆俞处有压痛，但不如胆囊向后平行区域压痛那么明显，且处理胆囊向后平行区域的压痛点比处理胆俞效果要好得多。后来，我又逐渐发现用第三腰椎横突处的筋结点治疗急性腹痛可立竿见影。眼睛胀痛的患者，大多会在与眼睛平行的头枕区域存在压痛点，通过拨按这个压痛点，眼睛的疼痛大多会得到立即的改善。鼻塞的患者会在感觉堵得最严重的地方的向后平行区域找到明显的压痛点或者筋结，揉按以后症状大多会立即改善。而且我发现眼睛和鼻子如果只是一侧有问题，则有症状一侧的头枕部才会有压痛或者筋结，而无症状一侧的头枕部则无压痛与筋结。后来我进一步发现咽喉肿痛部位的颈部平行区域的夹脊穴或者旁边会有明显的筋结和压痛，处理后咽喉肿痛会得到缓解。对于中风后遗言语不清的患者，我发现在其哑门旁的夹脊穴处有明显的筋结，通过处理这里的筋结，患者的语言能力会很快恢复。

通过治疗这些患者，我发现一个规律，就是躯干前部有症状的患者在其躯干后部的平行位置大多可以触摸到筋结；处理头、颈、胸、腰后面的筋结，所对应的躯干前方或者躯体之内位置的症状都会得到相应的改善。这是络脉前后相连的原因。我将这种前后相连的络脉称为直络。

第二节　交叉络

从事针灸的人都知道有一种针法叫作"八字针法"，这种针法是一种交叉取穴的方法。如左踝扭伤可以在右腕找到反应点进行针刺治疗，患者左踝的疼痛会立即得到改善；右膝关节疼痛可以在左肘关节找对应点进行治疗。这种取穴方法对于急性症状常常有立竿见影的效果。学医之初我亦经常采用这种方法给患者进行针刺治疗，虽然一直在运用，但不知道其理论基础到底是什么。

后来我发现这种交叉取穴的方法实际上源于缪刺，只是变了一个称呼而已。《黄帝内经》中对缪刺有描述："夫邪之客于形也，必先舍于皮毛，留而不去，入舍于孙脉，留而不去，入舍于络脉，留而不去，入舍于经脉，

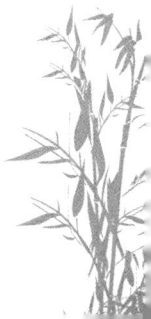

内连五脏，散于肠胃，阴阳俱感，五脏乃伤，此邪之从皮毛而入，极于五脏之次也，如此则治其经焉。今邪客于皮毛，入舍于孙络，留而不去，闭塞不通，不得入于经，流溢于大络，而生奇病也。夫邪客大络者，左注右，右注左，上下左右与经相干，而布于四末，其气无常处，不入于经俞，命曰缪刺。"这段原文描述了疾病由外进入人体的途径：皮毛－孙脉－络脉－经脉－脏腑。缪刺针对的部位是哪里呢？是络脉，也就是孙脉与经脉之间。缪刺的具体操作方法是"夫邪客大络者，左注右，右注左，上下左右与经相干，而布于四末，其气无常处，不入于经俞，命曰缪刺"。也就是说，缪刺也是在四肢上交叉取穴。这里要注意一句话"其气无常处"，意思是邪气进入络脉，并不会固定在某一个位置，而我们治疗疾病就是要寻找邪气闭阻络脉的具体位置，找到后采用针刺的相应手段让邪气排出体外。所以，一种疾病并不是只有一个固定的治疗穴位，而是有多个部位可以选择。比如踝关节扭伤，在对侧腕部对应取穴有效果，局部处理也有效果，取拇指处的小节穴也有效果，取手三里亦有效果。

现在的全息针法包括颊针、耳针、手针、腹针，另外还有臀部全息、足部全息、背部全息等。其实，缪刺与全息针法类似。面部望诊也是全息，全息无处不在。为什么对于一个症状，不同的全息取对应点都有治疗效果呢？把这个道理弄明白了，就会运用全息针法了。全息针法治疗什么疾病效果最好呢？不单纯是疼痛，应该说是急性实证。黄晓春教授提出过一个词，叫作"神移气至"。我认为这个词用得非常好。从事手法和针灸的医生都知道，治疗疾病首要的就是调神，而经络是神志"巡视"人体的通道。刺激经络的目的就是调神，气随神至而达病所，其病方可有望痊愈。缪刺有规律可循吗？我认为左右上下的交替对应必然有一个路径。大家都熟悉经脉中上部疾病沿经脉循行的路线在其经脉所过之处的下段取穴治疗的方法。缪刺的原理和经脉的理论是一致的，都有一个路线可循，并不是只有上肢和下肢的对应而抛开躯干部分，其循行路线亦是经过了躯干的。

我对于缪刺机制的感悟主要源于一个患者。记得那是 2013 年的一天，一个患者以右侧小腿腓肠肌和胫骨前肌胀痛为主诉前来就诊。其自觉小腿里面充斥着气体。这种症状有点类似于小腿筋膜室间隔综合征的早期症状。他的右下肢不能用力，用力即感胀痛加重。这种症状已经持续 1 周了。他曾在某医院进行对症输液和针推治疗，无明显疗效。这个患者右侧的跳跃

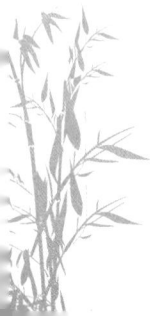

和痞根处均有明显筋结点，而我松解这两个筋结点后，患者右侧小腿的胀痛并无明显改善。又上循背部，发现右侧背部未触摸到明显筋结与压痛，而在其左侧肩胛骨下1/3的肩胛骨缝处发现有一个明显的条状筋束，按压这个点时患者突然喊叫，说我按的这个位置非常疼痛，但又说按的时候右侧小腿很舒服，感觉没那么胀了。当时我感觉很诧异，为什么右腿疼痛取左侧肩胛骨治疗会有效果呢？我突然就联想到缪刺，缪刺不就是左右上下交叉取穴吗？随后我又思考这个点和右下肢的疼痛有什么必然的联系呢？因为之前我总结过下肢外线，这个患者的疼痛区域就是下肢外线。于是我将左侧肩胛的筋结点和痞根、跳跃连成一线，发现刚好经过脊中。我将这条线向患者的左上肢方向继续延伸，沿着这条线仔细触摸，发现患者左上方的冈下肌及左肩肩贞区域均是一线紧绷的。而其右侧冈下肌及右肩肩贞区域均没有触摸到明显的筋结与压痛。于是，我将其左侧冈下肌和肩贞处的筋结慢慢松解，处理后患者下地行走自如，感觉右侧小腿的胀痛已经缓解大半。其后，我又选择了这几个筋结点进行针刺，并在针尾加灸。此患者治疗3次后，症状完全消失。在治疗这个患者后，我遇到每一个腰腿疼痛的患者都要交叉检查一下，发现很大一部分患者都在背部和肩部，或者在上肢的一些对应部位可以摸到敏感点。治疗时，我通常沿着这条线的敏感点使用拨筋或者针灸手法，临床治疗效果明显提升。该法对于一些急性疼痛常常可以收到立竿见影的疗效。

此后，我将脊中作为人体的一个交叉中点。其左右上下有无数力线经过。结合对于缪刺中提到的络脉为病，我将这些交叉线定名为交叉络（图3-1）。而后通过临床的进一步感悟，我将大椎、胸骨柄作为上肢左右交叉络的中心点；将腹部的神阙作为躯体前侧的交叉点。我发现很多疾病都可以通过交叉络

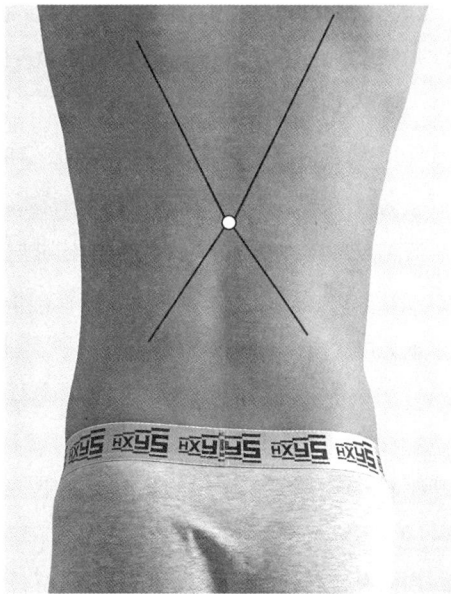

图 3-1　交叉络

进行处理，而后又发现交叉络的运用对于急性实证效果最佳。其实，这种方法并不需要腕对踝、膝对肘这样去寻找敏感点，只要是在同一条络脉线上，只要有反应点，予以针刺或者揉按，就会取得满意的效果。

第三节　斜　络

　　曾经有一段时间我经常和朋友邀约周末到成都周边的一些旅游景点玩。我们一般是周六上午出发，到景区住一晚，星期日下午返回成都市区。成都是一个盆地，其周边大多是山，我们常常选择的就是去有山的地方爬爬山。虽然现在很多景区都有缆车，但我们常常选择的是步行上下山。因为只有身处大山之中，才会认真体会自然之美。同时，徒步到达山顶也是对自己的一个激励和挑战。当徒步登顶一览众山小的时候，才能真正体悟到"山登绝顶我为峰"，也会感觉自己的胸怀明显开阔不少。

　　我们平时的活动量不大，只是偶尔去爬山，一走就是三四个小时，最先感受到的是腓骨下 1/3 处和腘窝下缘的合阳部位酸胀，继而整个小腿酸胀。而腓骨下 1/3 处酸胀的部位刚好是悬钟穴的部位。由此我联想到悬钟与合阳间有一根筋（这两个部位是一条受力力线）。如果这根筋紧张则小腿的张力必然加大，进而导致气血运行受阻而出现小腿乃至足部的酸胀和麻木。另外，疲劳性骨折的一个好发点亦是腓骨下 1/3 处。这也说明我们行走时这个点是一个应力比较集中的点。那么松解这两个部位，小腿和足部酸胀麻木的情况是否会得到缓解和消失呢？带着这个思考我进行了无数次临床验证，发现通过弹拨或者针刺这两个部位，绝大部分患者小腿和足部的酸胀麻木症状会有不同程度的减轻，甚至消失。

　　对我影响最大的是运用此理念处理的第一个患者。那是 2011 年 6 月，一个女性患者来我处就诊，刘某，26 岁，职业是舞蹈老师。因为长期进行舞蹈排练与教学，右腘窝下缘合阳部位疼痛 3 个月，用力活动后加重，休息后缓解，曾到多处医治无果。合阳部位疼痛的患者比较常见，因为现在喜欢晚饭后散步的人群比较多，而且这类人一走就是一两个小时，超负荷行走会导致腘肌损伤，腘肌部位其实就相当于合阳部位。这个患者合阳和

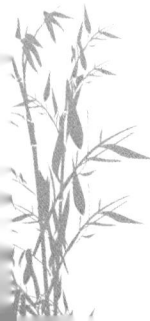

悬钟部位均明显僵紧，我就选择了在这两个部位进行弹拨。弹拨后，患者当即下地就感到症状明显减轻。后来，我又在其这两个部位外敷了具有软坚散结作用的解痉散。治疗 5 次后，症状全部消失。

同年 7 月底，来了一个腓总神经损伤的患者，亦是 20 多岁的女性。当时成都的温度还是比较高的，这位女士大热天穿了一双中长款的靴子。当时我还觉得挺奇怪的，第一感觉认为她难道是为了好看才穿靴子吗？结果发现我误会人家了。她是因为右侧腓总神经损伤，已经出现了严重的足下垂，而且存在跨阈步态。她感觉穿上靴子走路要平稳一些。其发病已经 3 个月了，曾经找过几个医生诊治，但病情未减轻反而加重了。几经周折才通过朋友介绍来找我治疗。当时我认为之前医生的诊断绝对是没有问题的，治疗无效的原因其实是按腓总神经损伤进行了常规处理，所以我不能再按他们的方法来处理了。当时我联想到面瘫。面瘫的特点是患侧面肌松弛而健侧面肌紧张。我治疗周围性面瘫就是以松解健侧紧张的肌肉为主，常常可以一次就收获显著的疗效。而腓总神经损伤的典型症状就是足下垂，足下垂说明我们小腿的前侧肌群松弛，小腿前侧肌群松弛则其后侧肌群就会比较紧张。于是我带着这个思路给患者进行检查，发现其承山区域非常僵紧，压之剧痛。我重点用手法放松这个区域，然后重灸承山。治疗后，患者感觉右侧小腿松快不少。而后，我又在其承山区域外敷具有软坚散结作用的中药，并建议其每天复诊 1 次。次日，患者前来复诊，她十分高兴，说足下垂的症状得到了改善，足背伸活动度加大。治疗方案不变，其前后治疗了半个月，症状消失。

经历了这个腓总神经损伤的患者以后，我又在临床中发现阳陵泉疼痛的患者在承山处会有筋结。而承山疼痛的患者在悬钟和阳陵泉处会有筋结和压痛。结合临床灸阴交会有灸感传递到腰骶部，我发现它们的共性是从一个点斜向到另一个点。我将这些共性传导路线定名为斜络（图 3-2）。

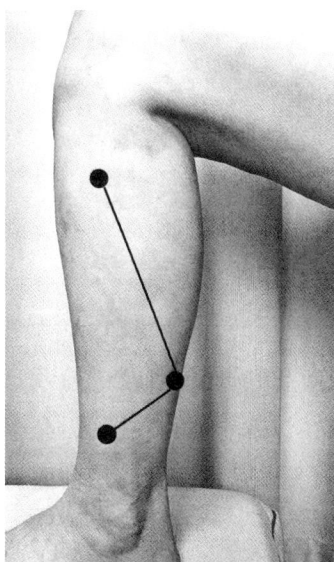

图 3-2 斜络

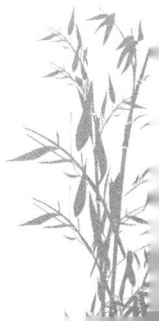

第四节　散　络

　　2014年春，一个患者前来就诊，男性，42岁，职业是公司老板，主诉为左侧臀部伴大腿后侧、小腿外侧疼痛2个月。2个月来，他前后去过5家医院，采取了输液、针灸、推拿、封闭、针刀等多种治疗方法，疼痛一直没有改善，后经朋友推荐前来我处就诊。来诊时需助手搀扶，腰部不能伸直，左髋左膝呈半屈曲姿势，左脚尖着地行走。其曾经做CT检查示$L_{4\sim5}$椎间盘有轻度膨出，无神经根压迫。查体示腰背部柔软，未发现筋结与压痛。其左侧环跳处有一个鸡蛋黄大小的筋结，压之剧痛。按压环跳时疼痛直接放射到小腿外侧，左腿直腿抬高试验阳性。其自述不敢咳嗽，咳嗽时也会出现环跳到小腿的放射性疼痛。从其症状来看，是典型的坐骨神经痛。

　　如果是坐骨神经痛，为什么前后治疗2个月仍无效？这只能说明之前医生的治疗方向出了问题，否则不应该没有任何效果，所以我只能改变治疗方向。患者是公司老板，坐的时间一定比较长，久坐则筋肉乏力，必伤肝脾。患者疼痛以环跳为主。环跳属于胆经腧穴，胆经与肝经为表里经，于是我让患者平躺，结果在其左侧腹股沟肝经的急脉与脾经的冲门之间发现了一个鹌鹑蛋大小的筋结，按压疼痛非常明显。冲门是足太阴脾经和足厥阴肝经的交会穴，这个部位出现筋结刚好也验证了我的推断。他的这个筋结类似淋巴结肿大。我早年受某些因素影响，对于这一类的筋结不敢揉按，直到后来遇到一个有腹股沟肿块的患者，他告诉我年轻时出现过一次这种症状，经一位从事传统伤科的前辈用力按压几次，肿块便消失了。但是，在此次发作时该前辈已经离世。我按其说的方法用力拨按此筋结，几次后筋结消失。此后，我对于腹股沟肿块不能揉按的说法有了新的认识。因为有过一次相关治疗的经验，面对这位患者的腹股沟筋结时，我就重点拨按了一下。随着手下筋结的变软，患者平躺时本来屈曲的髋关节和膝关节竟逐渐伸直了，患者感觉左腿没那么疼痛了。而再次触摸环跳部位的筋结，居然也变小变软了。我又对患者左侧脾经和肝经路线做了简单的放松。

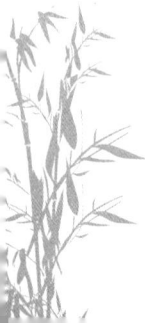

循筋拨点疗法

手法治疗后，患者下床后居然可以挺直腰部自然行走了，行走时髋关节与膝关节也不再屈曲了，感觉左下肢疼痛大减。我又取了脾经和肝经的穴位进行针刺。患者在我处治疗5天，症状改善了90％。我给他开了5剂补中益气汤合逍遥丸以巩固治疗。

经历了这个患者以后，再遇到臀部疼痛的患者时，我大多会在其腹股沟处发现存在类似的筋结。无论是环跳疼痛、跳跃点疼痛，还是秩边疼痛、大转子区域疼痛，腹股沟处的筋结几乎都在急脉与冲门之间。从腹股沟的筋结点开始，放射至臀部的跳跃点、环跳、秩边、大转子区域的疼痛，就像是灯光呈散状放射出去的射线一样。而通过松解腹股沟筋结，大部分患者臀部的筋结点亦会随之软化。

临床点按缺盆时，随着手指方向的不同，其气感的传导方向亦是不同。如指尖向后则胀痛放射到后侧肩胛，指尖向下则气感传导到胸腔，指尖向上则气感走向颈部，指尖向外则气感传到腋下。早年学习点穴手法时，我只知道升降法。点穴手法强调的是内动外不动，也就是点按一个穴位，外面的皮肤不用移动，而随着医者手指方向的微动，气感传导的方向就会随着指尖发力方向而改变。点按缺盆也是一点放射到多点。再联系到点按神阙，一样也可以呈散状放射到整个腹部。于是，我把这种散状放射共性的路线称为散络。

一谦阁弟子潘要治：根据师父讲的散络治疗虚性症状的思路，我又联想到师父所说阳化气，阴成形，寒主收引，湿邪重浊。

举这样一个案例给诸位参考：患者，男，30余岁，略胖，闲聊中述其平日身体无恙，就是吃凉的东西时会有想要腹泻的感觉，但平时又喜欢吃生冷之品，特别是夏天爱喝冰镇啤酒。我笑着对他说揉揉肚子看，应该会有很多筋结，相关的下肢内侧经络（脾经）上也会有很多压痛点。触诊发现左侧天枢、大横处有鸭蛋状痞块，腹股沟处更是筋结明显，再向下循到胫中区域时，疼痛反应更为强烈，触到指肚般大小的筋结。处理：先根据经筋的走向，予以胫中处反应点拨筋散结。在这个过程中，患者筋结处疼痛反应剧烈，遂降低刺激量，再摸腹部痞块已经软化一些；又顺势在腹股沟处用前臂做揉拨手法，这个过程中患者述下肢有酸沉感，最后用按压法，患者自觉下肢有热流通过。术毕，再查腹部痞块发现又消散许多，胫中处

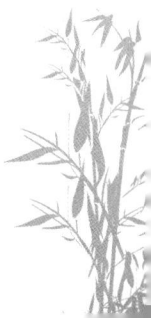

筋结及压痛反应也已消散。夏季阳盛于外，应该护阳，他却贪食寒凉之品，寒主收引，这样岂不是雪上加霜？嘱患者平素应避免寒凉，若不改变那些不良习惯，以后问题可能会更多。

这个例子也对我在之后的一些治疗中起了很关键的作用。我发现那些大腹便便的患者，对其循筋探结时都会在这些位置发现筋结反应，常见的筋结敏感点在小腿内侧胫骨下缘一线，胫中、地机、漏谷或者三阴交上附近。

第五节　横　络

《素问·刺腰痛》提道："衡络之脉令人腰痛，不可以俯仰，仰则恐仆，得之举重伤腰，衡络绝，恶血归之。刺之在郄阳筋之间，上郄数寸，衡居为二痏出血。"对于"衡络"，有的注家说指的是带脉，有的注家说指的是冲脉，还有的注家说指的是膀胱经上的一个横向的络脉。"衡络"具体指的是什么呢？我个人倾向于带脉。我一直从事中医骨伤临床，从临床的角度来看，条文描述的症状与腰椎小关节错缝极其相似。其一，患者的腰痛是由于外伤引起的，而外伤包括碰撞伤、跌仆伤、扭挫伤等。条文描述的"举重伤腰"指的是搬抬重物而扭伤腰部。其二，条文描述的症状为"不可以俯仰，仰则恐仆"。扭伤后腰部基本不能动，不能向前弯也不能向后仰，稍稍活动就会使疼痛加剧而恐惧跌倒。临床将扭伤引起的腰部疼痛分为两大类：一类是腰部肌肉筋膜的拉伤，这类患者的腰部疼痛比较轻，且腰部有一定的活动度。另外一类是腰椎小关节错缝。关节错缝会卡压关节囊，患者多表现为一种强迫体位，腰部不能旋转和前屈后伸，稍稍运动就会挤压关节囊而导致疼痛加剧。故而从症状描述来看，衡络损伤导致的腰痛指的是腰椎小关节错缝这种情况。而腰椎小关节错缝除腰部疼痛比较严重以外，还伴随着一些兼证。教材中对于腰椎错缝症状的描述还是以腰痛为主，有的会伴随下肢放射性疼痛。在临床中，这类患者除有腰部疼痛以外，伴随下肢疼痛的并不多见。而最常见的伴随症状是整个腰腹部感觉像被捆绑

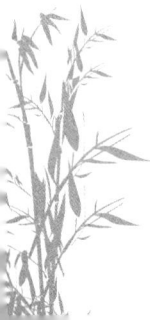

循筋拨点疗法

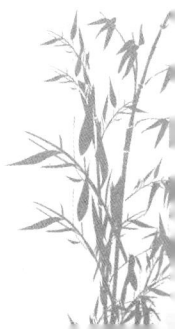

一样，也有伴随腹腔内牵扯性疼痛的。这个症状与《素问·刺腰痛》中对于"解脉腰痛"的描述很类似。"解脉令人腰痛如引带，常如折腰状，善恐。"其三，条文里面描述的是"刺之在郄阳筋之间，上郄数寸，衡居为二痏出血"。有人说治疗点是委阳，而我认为应该是委阳的上方，因为"上郄数寸"，所以具体治疗点并不固定，大概是在委阳上方的两筋之间。这里所说的两筋大概指的是膝关节上方股二头肌腱与髂胫束。所以，我们应该在两筋之间找横于其中的筋结点，或者浮现的静脉怒张处。可采用针刺放血等手段来治疗。

我曾经遇到过一个比较肥胖的患者，腰部扭伤出现强迫体位，不能自主旋转和屈伸腰部，稍微活动即出现剧痛，疼痛部位以腰部脊柱区域为主。从症状来看，他属于腰部小关节错缝。治疗腰部小关节错缝，手法整复是最好的选择。但这个患者对疼痛的敏感性比较强，立即使用手法整复，患者腰部必然不会放松。于是我采用先松后整的方案。我在其委阳上方的股二头肌腱与髂胫束之间去寻找筋结，结果在两侧均触摸到明显筋结，予以拨按后，患者自觉腰痛缓解，复用银针针刺这两个筋结点，让患者取坐位摇摆腰部。刚开始患者比较害怕摆动腰部，只做轻微的活动，后来患者腰部的活动度逐渐加大，腰痛也随之改善。单纯针刺配合运动，其症状就缓解了80%。

老百姓常说"闪腰岔气"，其中腰部的扭伤叫作"闪腰"，胸胁部的扭伤叫作"岔气"。而胸胁部的扭伤多会导致胸肋关节错缝，患者胸部不敢乱动，沿着错缝部位的肋间神经会出现疼痛，这种疼痛是随着肋骨间隙围绕着胸部呈带状分布的。我曾经遇到过一个90多岁的大爷，因剧烈咳嗽而出现左背部到前胸的窜痛，从其症状来看就是因为剧烈咳嗽导致了胸肋关节错缝，卡压肋间神经。考虑到患者年龄较大，骨质相对疏松，我没有给他采用手法。我借用了"衡络之脉令人腰痛"的理念，采用病在腰以上者取其上，腰以下者取其下的手段，在左侧肘部尺泽穴上方2寸处，肱二头肌腱与肱肌腱之间找到了一个横行的筋结点，压痛明显。我点拨这个筋结点，同时让患者做深呼吸。随着筋结的软化，患者胸背部的窜痛随之消失。

在临床中我们会发现，踝关节、膝关节、髋关节、肩关节等关节出现扭伤错位的时候，多是绕着关节一圈均感疼痛，即使患者最开始的表现是关节一侧疼痛，但发展到后面会发现患者自觉关节的另一侧也会有牵扯性的疼痛。无论是躯干处的关节损伤，还是四肢上的关节损伤，都有一个共性，就是环绕性疼痛。这就好比带脉一样，围着我们的腰部绕一圈。人体只有腰部这一条带脉吗？我认为不是。临床中对很多症状的描述都是像带一样缠绕着病位。如头痛中的头痛如裹，就是像戴了一个紧箍咒一样；气紧即形容像被人卡住脖子一样；外感病中的身如绳捆，就是指身体像被绳子捆绑一样。临床中还有很多类似的描述。我在讲"身如绳捆解脉求"时提到过对于这类情况运用解脉点有效。我在临床中发现，治疗此类症状，在关节缝或者关节邻近的肌腱之间找筋结点效果非常不错。如治疗发热，从事针灸的医生喜欢用曲池。我在临床中发现在曲池外肱桡关节内侧找到筋结点，并进行针刺或者拨按，效果比直接运用曲池更佳。患者常常几分钟就会出汗，体温随之下降。

由此我认为，全身无处不带脉，这些带脉都横向缠绕周身。我根据对"衡络之脉"的感悟，将全身围绕身体的络脉称为横络。

一谦阁弟子潘要治：听师父讲课受益匪浅，在理论中实践，在实践中感悟、补充、总结。师父对直络的理路，以及把身体中的经络与丝瓜络类比，是在拓展我们的思维。我们在使用手法时，也应该灵活运用"取类比象"。师父在讲循筋拨点疗法中的直络思路时提到"环形的络，也叫解脉。解脉者，全身周围环状的脉，此脉并不只是教材中所述的带脉"，更是"一指捅破窗户纸"。

以师父所说的胸闷气短、心悸，在肩胛骨内侧缘循筋拨点为例。我也曾遇到此类病例，现分享其中一例如下。

患者女，20余岁，诉因工作繁忙、劳心，总感觉胸腔里像是被裹着一样憋闷。其平素多伏案工作，经常弓腰含胸。查体：①肩胛骨内侧脊柱缘触到紧绷感之条索。②双锁骨下缘（中府、云门处）触之有结节反应点。③天突下、胸骨柄上端触到线形条索。处理：先予以肩胛骨内侧之条索处拨揉松筋，胸闷感立刻减轻。为获得更好的疗效，复在双锁骨下缘（中府、云门处）、天突下、胸骨柄上端之反应区域循筋拨按。术毕，患者笑述气终于通顺了，感觉胸部被打开了。

师父说：人体无处不筋，无处不络。

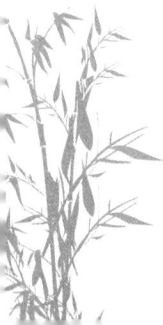

依据师父横络理路循筋，因人而异可变通思考。如果把这些"横络"比作"带脉"，那么人体是不是无处不"带脉"，无处不"横络"呢？从筋膜链、筋膜环的角度理解，人体是否又无处不"筋膜环"呢？我觉得这是一个值得借鉴、探索和思考的问题。

第六节　浮　络

现在有些人认为，浮络就是显现于体表的静脉血管。对于浮络，历代医家多有描述，这里我简单讲一下个人对浮络的理解。《素问·皮部论》言："欲知皮部以经脉为纪者，诸经皆然。阳明之阳，名曰害蜚，上下同法。视其部中有浮络者，皆阳明之络也。其色多青则痛，多黑则痹，黄赤则热，多白则寒，五色皆见，则寒热也。络盛则入客于经，阳主外，阴主内。"此段后面的条文描述每一条经脉都有浮络。《素问·皮部论》还提道："是故百病之始生也，必先客于皮毛，邪中之则腠理开，开则入客于络脉，留而不去，传入于经，留而不去，传入于腑，廪于肠胃。邪之始入于皮毛也，泝然起毫毛，开腠理；其入于络也，则络脉盛，色变；其入客于经也，则感虚乃陷下。其留于筋骨之间，寒多则筋挛骨痛，热多则筋弛骨消，肉烁䐃破，毛直而败。"外邪进入人体的第一道门槛是毛孔，第二道门槛就是络脉，故而疾病的进退和感受邪气的类型可以通过浮络的色泽变化来分析。浮络的色泽变化与什么有关呢？《灵枢·口问》提道："夫百病之始生也，皆生于风雨寒暑，阴阳喜怒，饮食居处，大惊卒恐，则血气分离，阴阳破败，经络厥绝，脉道不通，阴阳相逆，卫气稽留，经脉虚空，血气不次，乃失其常。"中医学认为，外邪侵袭人体导致生病的主要原因是血气不和，即气血不能在经络中正常运行。"卫气稽留"是浮络变化的主要原因。

"卫气稽留"指的是卫气运行不畅。卫气运行不畅主要表现在卫气不足和卫气郁滞两个方面。卫气不足则寒，气流缓慢，在浮络中的表现就是青与白，阳气不足的郁证则表现为青兼黑。如果卫气不虚、单纯郁滞，则表现为赤或者黄赤。黑与黄基本不会单独出现。治疗卫气不足需要以内调为

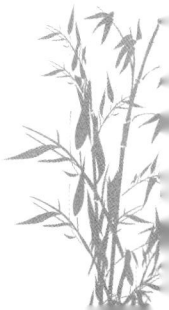

主。浮络的临床运用主要是放血疗法，而放血疗法属于泻法，主要针对的是卫气郁滞形成的病理反应。《素问·调经论》提道："神有余，则泻其小络之血出血，勿之深斥，无中其大经，神气乃平。神不足者，视其虚络，按而致之，刺而利之，无出其血，无泄其气，以通其经，神气乃平……血有余，则泻其盛经，出其血。不足，则补其虚经，内针其脉中，久留而视，脉大，疾出其针，无令血泄……视其血络，刺出其血，无令恶血得入于经，以成其疾。"也就是说，气血瘀滞类疾病可以采用放血疗法治疗。放血疗法的主要目的是泄气通经，调整气血平衡。气郁则热，血滞则瘀，放血疗法主要针对的就是热证和瘀证。

《素问·气血论》提道："孙络三百六十五穴会，亦以应一岁，以溢奇邪，以通荣卫，荣卫稽留，卫散荣溢，气竭血著，外为发热，内为少气，疾泻无怠，以通荣卫，见而泻之，无问所会。""荣卫稽留"在外表现为发热，发热则需采用放血泻络的方法。如我们经常使用十宣放血治疗高热。高热时，手指末端由于血运加快而出现发热发红的表现，这也印证了浮络热则赤。夏季湿热夹杂的时候，人们容易出现一种腹痛。这种腹痛表现为腹部绞痛，伴随恶心呕吐或腹泻。中医也将这种情况称为痧证或绞肠痧。痧证发作的时候，可在患者肘窝或腘窝处看见明显的浮络，呈青紫色，这是湿热夹杂的一种表现。我通常在患者肘窝和腘窝浮显的络脉处采用刮痧的方式，刮至局部皮肤发红发黑时，腹痛就会立即消失。而扭伤类疾病患者浮络的表现是青黑色。如腰部扭伤的患者腘窝区域的浮络表现为青黑色。对此我们就可以采用委中区域怒张络脉放血的治疗方式。最开始放出来的血是黑色的，后面逐渐转变为鲜红色，当血色变为鲜红色时就可以停止放血了。《素问·针解》提道："菀陈则除之者，出恶血也。"放血的要点是血变则止，刮痧的要点是色变则止，不宜太过，过犹不及。

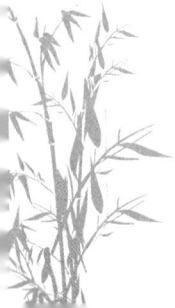

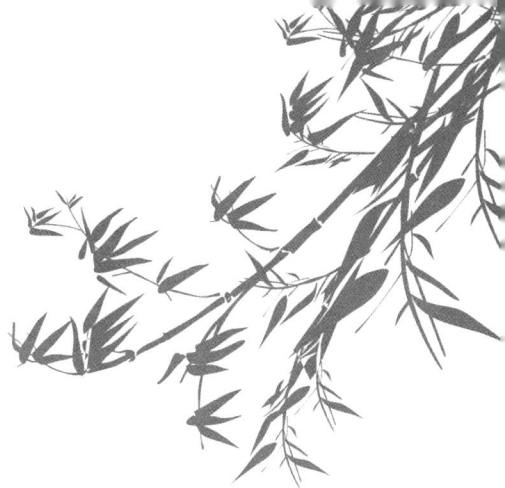

第四章

皮部系统

《素问·皮部论》言："欲知皮部以经脉为纪者，诸经皆然……凡十二经络脉者，皮之部也。"皮部是十二经脉（经筋）功能活动反应于体表的部位，也是络脉之气的散布之处。中医有十二皮部，实际上就是将人体的皮肤划分为 12 个区域，但归根结底还是一张皮的不同区域划分。在经络系统中，皮部、经脉、经筋在人体的分布路线是一样的，只是层次不同而已，皮部居于人体的最外层。《素问·皮部论》又提道："邪客于皮则腠理开，开则邪入客于络脉，络脉满则注于经脉，经脉满则入舍于脏腑也。"这段条文说的是皮肤是我们的卫外屏障，有保卫机体、抗御外邪的作用。当人体卫外功能失常的时候，外在的病邪可以通过皮部而深入络脉、经脉，最后影响到脏腑。

皮肤可以说是人体最早形成的组织。人体由受精卵分化而来，而这层皮肤一直包裹着其他组织，对人体有着非常重要的作用。皮肤是我们人体最主要的保护器官。中医将皮肤下面的一层组织叫作腠理。《素问·阴阳应象大论》云："清阳发腠理。"张仲景《金匮要略·脏腑经络先后病脉证》提道："腠者，是三焦通会元真之处，为血气所注；理者，是皮肤脏腑之文理也。"这个腠理指的是皮肤、肌肉间隙交接处的结缔组织，具有渗泄体液、流通气血的门户作用，有抗御外邪内侵的功能。由于腠理的作用，皮肤的伸缩性很好，但皮肤也很容易扭曲，也可以滑移。皮肤的滑动可带动皮下组织的移动，皮下的肌肉、筋膜都会由于皮肤的滑动而有轻微的移动。这就好比我们穿的衣服一样，外面一层外套，外套下面有一件毛衣，毛衣下面有一件内衣。当外套的衣袖扭曲的时候，下面的毛衣和内衣必然因为挤压也会跟着扭曲。如果我们的皮肤扭曲，那么皮下的肌肉、筋膜也会跟着扭曲。感冒患者感觉全身不舒服，好像被捆绑了一样，实际上就是由于皮肤的收缩挤压了皮下的肌肉、筋膜，导致肌肉、筋膜扭曲。人体的疼痛症状大都是筋膜的扭曲拳缩所致，这在中医骨伤中叫筋挛和筋翻。有不少人患感冒后喜欢用拔罐或者刮痧的方法。这是因为中医学认为拔罐、刮痧可以宣泄肺气，从而帮助机体抵御外邪。拔罐、刮痧后，感冒引起的身体捆

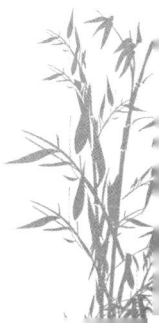

绑感消失，疾病也就随之缓解了。我们也可以通过另外一种方式看待这个问题。拔罐、刮痧作用的是皮肤。我们在施行拔罐或者刮痧的时候，人体的皮肤随着拔罐或者刮痧的运动而有一定的滑移，皮肤滑移自然会带动皮下组织的滑移，皮下扭曲的肌肉、筋膜就会通过皮肤的滑移而被带动纠正，当肌肉、筋膜的扭曲挛缩得到纠正时，身体捆绑的症状就会缓解或者消失。这就和外套衣袖扭曲而挤压毛衣、内衣，导致毛衣、内衣的衣袖会跟着外套而扭曲一样，我们只要把外套的袖口扯一扯，将衣袖捋直了，里面的毛衣、内衣的衣袖也会随之被捋直。

我对于皮部滑移的感悟来源于一次针灸外关治疗急性偏头痛。记得当时是夏季，一个30多岁的女性患者，每次月经来潮时都会有偏头痛的情况，持续了多年。这次月经来潮的时候左侧头痛非常剧烈，经人介绍专门来找我，要我给她进行针灸治疗。当时我看见其外关区域有点高凸，想到《黄帝内经》中提到的"春夏刺浅"，便用了一根 1.5 寸的毫针顺着外关高凸的地方沿皮下向上平刺。我用手压着针身经过的皮肤，做快速提插捻转，当时就感觉压针身的手指下面的皮肤下方有一股气在走动，行针手法越强，这种气感越明显。患者在我进针不到 1 分钟，还在捻针的时候，就感觉到头部疼痛消失。我一直认为头痛多是头部筋膜挛缩所致，特别是急性头痛。虽然书上提到过外关有解痉挛的作用，可以治疗偏头痛，但是没想到效果这样好。这个患者还促使了我对针刺气感这一现象的思考。

后面我联想到肌肉被浅筋膜和深筋膜包裹，当肌肉僵紧时，我们往往松解浅筋膜，这种情况就会得到改善。我们的皮部是不是与浅筋膜类似呢？于是，我把我们的皮部想象成浅筋膜。肌肉是由筋和皮肤包裹着的，皮肤和筋就好像一个口袋，肌肉是口袋里面装着的棉花。当我们牵拉表层口袋边缘的一个点，这个口袋里面的棉花就会在牵拉一线向两侧隆起；放松牵拉时，隆起就会消失。带着这个思考，我首先对肩颈僵硬的患者进行验证。患者肩井区域僵硬，我就在其患侧的外关区域轻轻按揉。我当时将外关到肩井一线想象成一根绳子的两头，松解一头，另外一头也会跟着放松。我边揉外关边触摸患者肩井区域，结果发现随着我的按揉，僵硬的肩井区域明显变软了。我又在多个患者身上反复多次验证，都行之有效。由此让我感悟到肌肉的滑移和伸缩性在伤科领域的运用。

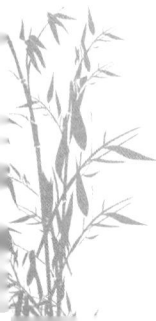

我在思考针刺外关取得疗效的时候，又复习了《黄帝内经》中关于针法的一些条文。《灵枢·官针》记载"浮刺者，旁入而浮之，以治肌急而寒者也"，"半刺者，浅内而疾发针，无针伤肉，如拔毛状"。半刺和浮刺都是浅刺的方法。浅刺适用于哪种情况呢？"肌急而寒者也。"也就是说，急性疼痛或外感类疾病，我们应该用浅刺的方法。同名的皮与筋在一条线上，同一条线上的问题，我们都可以在这一条线上去寻找。病在皮就取皮部进行对应治疗，病在筋就取筋进行对应治疗。动态变化也是如此，治疗范围也比较类似，只是我们着力的层次不同而已。层次不同，我们处理的力道亦不同，很多变化会在后面的篇章中做详尽描述。

介绍几个常见症状的简单处理方法：现在有不少人常常会去爬山，当下山休息的时候才发觉小腿后侧异常的酸胀。当我们触摸小腿的时候，会明显感觉到小腿后侧的皮肤张力很高，好像将小腿肌肉捆绑了一样，特别是承山区域皮肤异常僵紧。单纯揉按小腿有一定改善作用，但效果不明显。对于这种情况我们应该处理哪里呢？大部分患者的表现不仅是承山区域酸胀，而是整个小腿酸胀，其中承山区域是最僵紧的。前面我讲过袋子装棉花的情况。小腿酸胀和袋子装棉花类似，重点处理膀胱经一线就可以了。具体处理哪里呢？下病上循，我发现轻揉头部人字缝区域膀胱经所过之处1分钟左右，小腿的酸胀感就会立即消失。这就是通过头部皮肤的滑移，带动了小腿皮肤的滑移，进而改善了小腿皮肤的张力，小腿皮肤张力改变进一步放松了里面的肌肉、筋膜，让肌肉、筋膜的扭曲得到纠正，症状自然也就得到明显的改善。

再介绍一个左病右循的例子。一个患者左侧肩部疼痛，不能上举、后伸左侧上肢3天，疼痛部位主要在左侧三角肌的前缘，当肩部平举后伸时疼痛加剧。予以处理右侧手腕，反复将右侧手腕做尺偏运动，患者当即表示左肩疼痛缓解过半。处理2次而愈。为什么处理右侧手腕可以解决左侧肩部的疼痛呢？我们以胸骨柄作为一个支点，左右上肢刚好是对等的两个力臂。在左手拇指桡侧到左侧胸锁关节做一条连线，在右手拇指桡侧到右侧胸锁关节做一条连线，这两条连线就是两个力臂。当我们两手平举则双上肢就在一条直线上。一侧上肢在这个体位向后伸，另一侧上肢必然也会受到相应的牵拉。左侧肩部三角肌前缘的疼痛，有可能是右侧上肢桡侧一

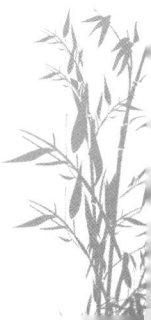

线的牵拉所致。故令右侧手腕做尺偏运动，通过尺偏来松解右侧上肢桡侧一线的皮肤僵紧，以进一步缓解左侧肩部皮肤的张力，从而解决左侧肩部筋膜的扭曲或者挛缩。

这两个案例一个是下病上循，一个是左病右循，都没有在患者疼痛的区域进行处理。这种方法就像钓鱼一样，鱼上钩了，单纯拉动鱼竿不一定能将鱼钓上来，我们一定要摇动鱼竿上的渔轮，将鱼线收紧才行。上钩的鱼好比患者的疼痛点，渔轮就是原始点。我们放松渔轮时，鱼可以在水里自由游动，如果我们收紧渔轮，鱼就会因为鱼线的牵拉而失去自由。这也是临床中疼痛的隐和显的问题。鱼是显现的症状，但我们若要去找隐藏的本，就只有顺着鱼线由鱼处向渔轮方向寻找，找到渔轮松解之。这也是循筋拨点疗法临床运用的理路之一。

循筋拨点疗法常用的一个处理原则是以皮带筋，以筋带骨。所以我们注重皮部。因为皮肤的移动可以带动筋的移动。筋是附在骨关节上的，筋的移动也可以让关节产生一定的移动。我们常常用以皮带筋，以筋带骨的方式来达到骨正筋柔，气血自流的目的。治疗筋伤疾病的总原则还是筋骨并重。另外，循筋拨点疗法还有一个大原则，即在外以阳气下达作为主导，注重一个"循"字。也就是说，用手法松开筋结，以打开闭阻点，从而达到调节平衡的目的。如何循呢？我们一般采用的是下病上循。肢体远端的疼痛，往往是由于身体近端的原因引起的。我们通过一定的线路，从下往上去寻找其原始的闭阻点来进行处理，这就是下病上循。还有上病下循。肢体近端的疼痛，常常是由于肢体远端的骨关节错位引起的，这种情况就需要上病下循。另外，我们还可以运用中病循两头。比如，腰痛有可能是头部出了问题，也有可能是颈部的原因，这些相对于腰部就是上。当然，也有一些腰痛是足踝部错缝引起的，这相对于腰部就是下。所以，对于腰痛这种情况，我们就需要上下两头循。

皮部体系一样要遵循上病下循、下病上循、左病右循、中病循两头的大原则去寻找需要处理的治疗点。利用皮部系统进行处理的主要是急性疾病。对于这种急性疾病，我们不一定能够触摸到明显的筋结，但常常可以在所循的路线上看见明显的高凸（有的表现为局部皮肤张力增高）。

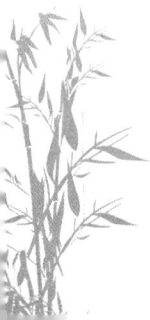

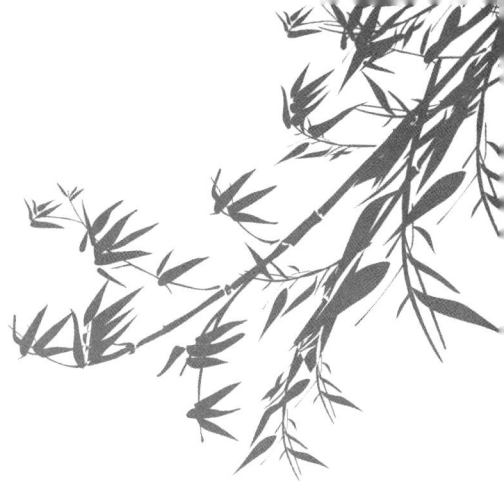

第五章

脏腑气化系统

我是通过研读《黄帝内经》《伤寒杂病论》等典籍而对脏腑气化问题产生思考的。因为传统伤科注重的是"七分手法三分药"，对于用药也是以外敷为主，内服为辅。从医早年，我一直遵循着老一辈留下的"七分手法三分药"思想，重心一直放在手法的学习上。随着从医日久，接触到的疑难疾病越来越多，发现自己解决不了的问题也越来越多，由此激发了我对这些疑难疾病的寻根问源。初期，我查阅大量资料来寻求答案和解决方法，和大部分初学中医的人一样，想要寻求秘方秘术，亦先后将收集的一些秘方秘术在临床中运用，但收效甚微。后来才发现自己的方向错了，治疗效果不好是因为辨证不精。于是，我才开始认真学习中医古代经典，想在经典中寻求答案。通过对《伤寒论》的研读，结合清代医家郑钦安的学术思想，我在临床中开始注重"坎中一阳"。通过长达 10 年研读《伤寒论》，我才逐渐感悟到其主要强调的是脏腑气化体系，极其注重人体的元阳。

第一节　关元的临床运用

由于我的临床研究重点是中医骨伤领域，故而在阅读骨伤以外的书时，常常会将书里所说的类似症状往骨伤疾病上引，重点看它们的相关因素。在学习《伤寒论·辨厥阴病脉证并治》时，里面的两个条文引起了我的重视。一个是"凡厥者，阴阳气不相顺接，便为厥。厥者，手足逆冷者是也"；另外一个是"病者手足厥冷，言我不结胸，小腹满，按之痛者，此冷结在膀胱关元也"。这两个条文说的是什么意思呢？说的是患者膀胱关元部位如果出现了冷结，就会导致阴阳气不能相互顺接，从而引起患者四肢厥冷的情况，称为厥。中医学认为，在四肢末端出现冷的情况，如果冷过腕踝关节叫作厥冷，病情虽然严重但还不是十分危险；而一旦冷过肘膝关节就叫作逆冷，这种情况就比较危险了。这两个条文虽然讲的是四肢逆冷

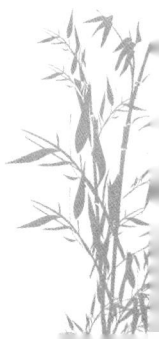

的情况，但这个"厥"字让我联想到晕厥。很多人都知道，如果突然有人晕厥，我们要掐他的人中。掐人中的目的就是衔接阴阳之气。患者阴阳之气能够正常顺接，自然也就清醒过来了。

椎动脉型颈椎病患者如果颈部摆动弧度过大，常常会出现短暂的晕厥，患者会突然向一侧倾斜甚至倒地。我想到晕厥也属于"厥"，既然都是厥，那么此类患者关元处一定也有冷结。椎动脉型颈椎病患者平时主要以晕眩为主，而严重的晕眩就会出现晕厥。所以晕眩和晕厥只是严重程度不同，病机应该是一样的，关元部位应该都有冷结。后来我遇到了一个因为颈椎病出现很严重的晕眩症状的患者，同时伴有恶心呕吐，甚至将胆汁都吐出来了。患者一进入诊室，就躺到治疗床上。其自觉颈部稍稍一动，就会使晕眩加重。当时我刻意去触摸患者的关元区域，发现有一个鹌鹑蛋大小的筋结，压之剧痛。我便重点拨按了其关元处，但是因为患者喊痛，所以也就揉了不到半分钟的时间。而当我松手后，奇迹出现了，患者晕眩感觉减轻大半，甚至可以自己翻身起床了。我又重点灸其关元，并开了3剂真武汤合泽泻汤。吃完药后，患者完全康复了。

对于眩晕的患者，我之前都是选择颈部手法治疗，但是达不到这么好的效果。对于轻度晕眩的患者，通过纠正寰枢椎也会有立竿见影的效果。但这种晕眩比较严重的患者是十分惧怕搬动颈部的，因为只要稍稍动一下颈部就会晕眩得很严重。故而我在发现关元能够治疗此病之前，也只能采用静脉滴注山莨菪碱（654-2），或者让其内服中药。

自此之后，遇到头晕的患者我都会仔细检查一下其关元部位，发现这个区域都会有不同程度的筋结。由于患者的病情不同，其筋结的深度和大小也不同。通过局部松解关元处的筋结，头晕的患者症状均会有所缓解，且头晕症状越典型效果越明显。这种眩晕与《伤寒论》中的真武汤证很类似，条文是"太阳病，发汗，汗出不解，其人仍发热，心下悸，头眩，身𣍼动，振振欲擗地者，真武汤主之"。此句描述的就是患者眩晕很严重，伴随心悸胸闷的症状，不敢站立行走，站立时紧张，不能把控肢体的平衡，随时有绊倒的可能。而椎动脉型颈椎病症状比较严重的时候就会出现头晕目眩，不敢站立行走。下焦虚寒，不能温化水饮而形成浊阴，浊阴上逆清窍则头晕目眩，浊阴逆心则心悸，治疗用真武汤。真武汤的君药是附子，附

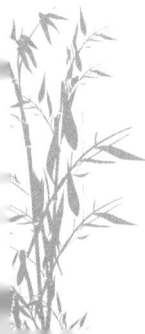

子的主要作用是暖肾阳，也就是元阳。我认为关元的"元"指的就是元阳，"关"就是开关，关元的意思就是元气的开关。关元也是宋代医家窦材倍加推崇的一个穴位。窦材是一个推崇阳气的人，他认为"阳精若壮千年寿，阴气如强必毙伤。阴气未消终是死，阳精若在必长生"。他还认为关元是一个能够强身保健的穴位，常灸关元可以益寿延年。窦材在《扁鹊心书》中多处提到运用关元。通过对关元治疗晕眩的情况与真武汤条文的对比，同时结合窦材的一些学术思想，我初步认为关元有调节人体阳气的作用。

让我进一步对关元进行思考，加强对其运用的原因是我遇到的两个女性患者。她们有两个共同的地方让我进一步认识到关元在人体中的重要性。其一是两个人都有颈部僵硬，低头、仰头和左右旋转头部均受限的症状；其二是两个人都做过子宫肌瘤切除手术，而且都是在做了子宫肌瘤切除手术以后才开始出现颈部不舒服的症状，后面逐渐发展为活动受限。而其颈项强直的表现类似于强直性脊柱炎。但强直性脊柱炎的发病多从骶髂关节开始，逐渐出现腰骶部的胀痛和活动不利，而后进一步向上发展为腰背部、颈部的强直。也就是说，其形成脊柱强直是需要一定时间的。这两个患者均做过相应的检查，已经排除了强直性脊柱炎。两人到我处治疗时一个发病3个月，一个发病5个月。另外，她们还有一个共同现象就是胃胀，且舌质淡嫩。处理第一个患者的时候，因为其没有头晕的情况，我便重点揉按颈部，并实施针灸和外敷中药，治疗两次，没有任何效果。我开始想这是为什么呢？中医讲究治病求本。这个颈椎病患者在出现颈部疼痛之前做过子宫肌瘤切除手术，说明疼痛和手术有关系。女性子宫居于膀胱之上。《伤寒论》言"冷结在膀胱关元"，也就是说关元在膀胱之上。对于女性来讲，关元介于膀胱与子宫之间。所以子宫手术必然会伤及关元，关元受损则人体的元阳亦会受到伤害。元阳损伤，便不能正常温煦脾胃，就会出现胃脘胀满；胃脘胀满则不能正常化生气血上奉，就会形成浊阴；浊阴上逆于颈部就会出现颈部的僵硬强直。当我想明白这个道理以后，我就去重点查看患者的腹部，发现关元区域非常僵硬，且中脘处亦有一个铜钱大小的结块。于是我改变了治疗策略，用直径3cm的艾条灸关元、中脘1小时。灸后，患者自觉颈部活动度明显加大。而后，我令其服用真武汤加淫羊藿、砂仁，治疗半个月而愈。第二个患者的发病时间是5个月，颈部僵硬更加

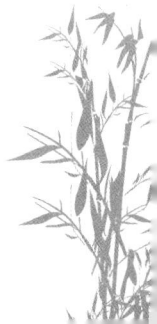

严重。因为有了第一次的经验，遂直接查其关元、中脘，发现均有结块，且结块比第一个患者还要僵硬。我直接采用重灸关元、中脘，内服真武汤加淫羊藿、木瓜、威灵仙的方法，治疗20余天，患者痊愈。

上面两个案例让我进一步认识到关元的重要性。治疗这两个患者时我均运用了附子，这也让我逐渐明白了关元的作用与附子类似，于是我开始尝试运用附子治疗这类患者。后来我不再拘泥于患者是否患有颈椎病，是否存在眩晕，来诊时皆查其关元区域，发现不少患者在此处都会触摸到筋结。下面举几个例子以进一步说明。

患者，女性，75岁，自汗5年，曾经找过中医进行调理，一直没有效果。来诊时正是秋季，当时患者恶寒比较明显，已经穿上了毛衣和棉衣。其自述经常出汗，一天要换两三次内衣，严重的时候换过五次。中医学认为这是漏汗，是典型的桂枝加附子汤证。查其关元区域，轻压腹部柔软，深压到脊柱可以触摸到脊柱前方有一核桃大小的硬结。予以针刺两侧外关和尺泽，重灸关元。为什么我会针刺外关和尺泽，重灸关元呢？因为漏汗属于表里两虚，漏汗会丢失人体的津液。治疗漏汗第一步当固阴生阳，而阴无阳则不能正常化生，故而重灸关元以扶内在之阳。外关是调节人体外围的开关，漏汗者汗孔开阖太过，取外关以调汗孔之开阖。而汗孔归于皮肤，皮肤为肺所主，尺泽为肺经的合穴，合主逆气而泄，漏汗就是汗液漏泄太过，故肺经的合穴可调节汗出，取尺泽有加强固摄汗液的作用。一次针灸治疗后，其出汗情况就明显改善了。复予以桂枝加附子汤原方配合治疗，共治疗半个月，痊愈。

2013年8月，一位女性患者，54岁，在菜市场卖鱼20多年，其来诊前3天由于下雨时没带雨具导致全身湿透，继而发热、耳鸣，全身如被绳子捆绑一样，颈部亦僵硬难受。曾自己购买感冒药服用无效，特来找我要求运用中药调理。从其症状来看，此是表里两虚，两感于寒的麻黄附子细辛汤证。查其关元有一个3cm×4cm大小的筋结。予以针刺外关、曲池，重灸关元。针灸10多分钟，患者开始出汗，身体捆绑的感觉亦随之缓解；针灸1个小时，其症减十之七八。复开麻黄附子细辛汤原方1剂。后在菜市场遇到该患者，我询问后得知其吃了中药后又出了一些汗，现在已经完全好了。

患者，女性，38岁，有类风湿关节炎病史。2013年冬季，感冒后突发

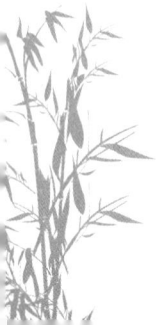

失音，经过内服西药治疗，退热后失音症状未减，来我处求治时已经持续7天了，只能发出微弱的声音，遂用笔交流。其自述身体有被捆绑的感觉，喉咙像是被人用手掐住一样，且整日嗜睡。舌胖大，质淡嫩，苔白，脉沉细。"脉微细，但欲寐"是明显的少阴病症状；感冒身困亦是典型的太少两感之麻黄附子细辛汤证。查其关元有结如铜钱大，压之剧痛。予以轻度拨按后重灸，加针太溪、曲池、解脉。针太溪的目的是配合关元调肾，肾经上循咽喉，失音乃咽喉不利，取肾经原穴太溪调之。身困则以曲池、解脉解之。针后半小时，患者能够自己发音了，虽然语音比较低微但清晰，其感觉身体亦没有那么困乏了。复开麻黄附子细辛汤加淫羊藿3剂。次日患者前来，语音洪亮，针灸如前，后患者未来复诊。2个月后，患者陪朋友来我处看病，自述第三天已经感觉正常，把第三剂药吃完就完全恢复了。

患者，男性，82岁，2014年3月初突发呃逆，曾使用针灸、内服中药、静脉给药等多种手段治疗10天无任何效果，后经人介绍前来我处。其自觉下腹部有股凉气一阵一阵地向上直逼咽喉，当凉气刺激咽喉的时候，喉咙就感觉像被掐住一样；当气冲出喉咙的时候，就会出现呃逆，呃逆后喉咙会感觉轻松一些。这种症状是典型的奔豚气。患者自觉有凉气从下腹部开始向上涌动，说明下焦虚寒。查其关元，有硬结如鸡蛋黄大。予以用直径3cm的艾条灸1个小时。患者施灸半小时后，呃逆便不再发作。当去掉艾条后，患者自觉仍有气上冲，不过上冲的力度缓解不少。复开桂枝加桂汤加附子3剂，嘱其连续来我处施灸两天。次日，患者症减其半；第三日，已无明显腹部之气上冲和呃逆的症状。灸关元配合内服中药3剂，痊愈。

患者，女性，38岁，2019年6月求诊于我处。主诉为心慌、恶心、自汗3年。患者3年前因一次外感后出现胃脘胀闷，后遗留长期出虚汗，逐渐出现失眠、心悸、胸闷，时而恶心。多处医治，方药理疗无数，病情逐渐加重，人亦逐渐消瘦，体重由原来的48kg下降到37kg。纳差，二便正常。其自述现在不能吃中药，吃药后会呕吐。就诊时患者形体消瘦，面色蜡黄，颧部有浅色黑斑，自觉有气从胃部上冲心脏，时觉心中憋闷；自觉腹部胀满，腹部有多处筋结，心窝到关元处深压有一条索状筋索，压之剧痛；舌淡，苔白润，脉缓。此乃下焦虚寒而不能温运中焦，导致中焦枢转失宜，中焦不能正常化生气血而形成浊阴。中焦枢转失宜则胃脘胀满；浊

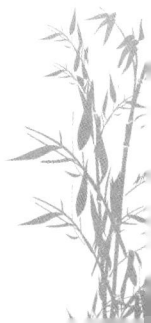

阴上扰心窍则心悸；中焦枢转失宜则隔阳于上，阳气浮越于上就会逼津液外走而出现自汗，阳气浮越不能正常入于阴分就会失眠。考虑到其近期吃中药有呕吐症状，且消瘦明显，说明胃气已伤，故不能再用重剂。其目前的首要问题当是枢转中焦，引阳入阴，后调下焦。于是予以振腹，另外让其用生大黄 5g、黄连 3g、黄芩 3g 开水冲泡 3 分钟服用。振腹加内服三黄 4 天后，其腹胀症状消失，失眠、自汗情况明显改善，亦无恶心症状。复振腹，针双太溪，加灸关元，内服香砂养胃丸（改为汤剂），吃药不再吐。调理 20 多天，患者小腹部再没有气上冲的感觉，腹部胀满消失，食欲明显好转，面色亦明显红润，自汗消失，睡眠基本恢复正常。后开膏方 1 剂，让其巩固调理 1 个月，并建议其在家每天灸关元。1 个月后，其体重增加 5kg，精神十足，面部黑斑明显消退。再用膏方 1 剂巩固。

临床类似案例很多，就不过多举例了。通过这些患者，让我深刻认识到人体元阳的重要性，而关元有调节元阳的作用，灸关元亦可扶助元阳，元阳充沛人体就会健康。《黄帝内经》言"阳气者，若天与日，失其所，则折寿而不彰"，窦材也说"阳精若壮千年寿，阴气如强必毙伤……阴气未消终是死，阳精若在必长生"。这里的阳气就是指元阳。关元的运用在本书其他章节中也有部分记述。

通过临床实践，我总结出关元能治疗以下 10 种疾病：①眩晕；②耳鸣；③声音嘶哑；④顽固性呃逆；⑤胃脘痛；⑥腹痛（虚寒腹痛）；⑦肢体疼痛；⑧自汗、漏汗；⑨阳脱；⑩肢体震颤。

第二节　阳为气之根

学习中医的人都知道，人体的元阳是藏于肾中的，我们常说"左肾、右命门"，命门之火指的就是元阳。元阳真的藏于肾中吗？《难经》提道："诸十二经脉者，皆系于生气之原。所谓生气之原者，谓十二经之根本也，谓肾间动气也。此五脏六腑之本，十二经脉之根，呼吸之门，三焦之原，一名守邪之神。故气者，人之根本也，根绝则茎叶枯矣。"这句话说的是五脏

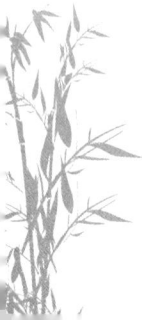

六腑与经络之气的化生靠的是"肾间动气"。

"肾间动气"指的是什么呢？指的就是我们的元阳，也叫命门之火。元阳是人体生命活动的原始动力，主宰着我们的生长发育、生老病衰。元气的根在哪里呢？有不少人说是在命门穴。通过对《黄帝内经》的研读，我个人认为元阳根于关元。为什么这么说呢？"诸十二经脉者，皆系于生气之原。所谓生气之原者，谓十二经之根本也，谓肾间动气也。"这句话说的是十二经脉之气的源泉是"肾间动气"。我们再来看看冲脉。《灵枢·逆顺肥瘦》提道："夫冲脉者，五脏六腑之海也，五脏六腑皆禀焉。"《针灸甲乙经》提道："冲脉、任脉者，皆起于胞中，上循脊里，为经络之海。其浮而外者，循腹右上行，会于咽喉，别而络唇口。"冲脉为五脏六腑之海，也是经络之海。结合《难经》中的条文，我们可以清晰地感悟到"肾间动气"与冲脉的关系。

冲脉起于哪里呢？《素问·举痛论》提道："冲脉起于关元，随腹直上。"关元的具体部位是哪里呢？《灵枢·寒热病》提道："三结交者，阳明、太阴也，脐下三寸关元也。"也就是说，关元位于脐下3寸。关元，也叫下丹田，是我们人体元气归藏之根，也是脏腑经络的根本、呼吸的门户、三焦的源头。我个人认为，关元也可以叫元关，即人体元气的开关。

元阳是我们的生命之火，是人体生长发育的根本，是生气之源。有一句古话叫"人活一口气"。虽然中医对气的描述有很多，如元气、中气、卫气、营气、谷气、心气、肝气等，但实际上只有一气，叫作"真气"，《金匮要略》中叫作"五脏元真之气"。真气是如何来的？《灵枢·刺节真邪》记载："真气者，所受于天，与谷气并而充身也。""所受于天"中的"天"指的就是我们的元阳，也叫元气。也就是说，我们的真气是根于元阳的。谷气指的是后天的脾胃之气。真气就是我们先天的元气，与后天的谷气化合而来的气。先后天化合可以理解为"水土合德"。先天元气与后天水谷之气和合交融，两气合为一气，化生为真气。真气也是阴阳的一个和合之气。

《素问》提到"阴阳者，数之可十，推之可百，数之可千，推之可万，万之大不可胜数，然其要一也"；又提到"知其要者，一言而终，不知其要，流散无穷"。万事万物，无限划分，分之不尽，这也是阴阳的无限可分性。而合在一起，只有一个阴阳。我们人体的气也是一样，分开来讲是无

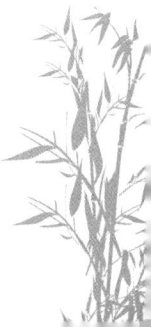

数的气，而合在一起，也就只有一气。郑钦安言"始明仲景之六经还是一经，人身之五气还是一气，三焦还是一焦，万病总是在阴阳之中"。真气是先后天的和合之气，也可以理解为阴阳和合之气。那么这一气当中是先天之气为主导，还是后天之气为主导呢？古人一直认为"人法地，地法天"。

《周易》是中国传统文化中最重要的经典之一，被称为"经中之经""第一经"。《周易》主要是讲什么的呢？是讲道理、讲规律的。《周易·乾》提道："万物资始，乃统天。"《周易·坤》提道："万物资生，乃顺承天。"这里讲的也是天为主导，地只是顺承天，只有坤顺承乾，乾坤合德，才会有万物的化生。中医注重"天人合一"思想。也就是说，我们人体的变化与自然界的变化一样。自然界十分注重阳气，阳气来源于天上的太阳。地球是围绕着太阳转动的，阳光的充足与否决定了地球上生物的生长。故而我们人体是以先天命门之气，也就是元阳为主导。人体的气根于人体的元阳，元阳起于关元，故而关元为"阳气之根"。由此也就得出本章的第一个治疗点"关元"。

第三节　脾为气之体

人体的真气是由先天之气和后天之气所化生。先天之气是我们的元气；后天之气是我们的脾胃之气，也叫谷气。接下来我就仔细谈一谈谷气。《素问·经脉别论》提道："食气入胃，散精于肝，淫气于筋。食气入胃，浊气归心，淫精于脉。脉气流经，经气归于肺，肺朝百脉，输精于皮毛。毛脉合精，行气于腑。腑精神明，留于四脏，气归于权衡。权衡以平，气口成寸，以决死生。饮入于胃，游溢精气，上输于脾，脾气散精，上归于肺，通调水道，下输膀胱。水精四布，五经并行，合于四时五脏阴阳，揆度以为常也。"我们从外界摄入的饮食，要在胃中消化，然后通过脾的运化作用形成中气。我认为中气也是先天之气与后天之气的和合之气。为什么中气与先天的元气有关呢？因为脾胃要得到元气的温煦方能正常运化饮食。脾胃就像做饭的锅，而元气就是锅下面的火，锅的温度取决于火，而锅有了

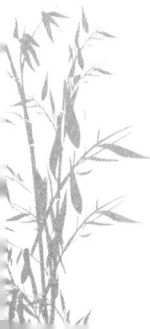

温度才会腐熟锅里面的食物，锅里面的食物就类似于我们的中气。食物是由于火与锅的双重作用而变熟的。中气再上奉于心肺，在心肺的作用下形成气血，敷布于全身。

中医有一句话叫作"有胃气则生，无胃气则死"。胃气说的就是后天脾胃之气。饮食物是否能够正常运化，关键取决于脾胃的阳气是否旺盛。脾胃的阳气不足，则中气的生化就不足。饮食不能转化为正常的中气就会形成浊阴。浊阴在胃脘就会出现胃脘的胀满，浊阴走胸就会出现胸闷，浊阴逆心就会出现心悸，浊阴滞留在躯体就会出现躯干四肢的疼痛和麻木，浊阴上犯清窍就会出现眩晕耳鸣，浊阴下走肠间就会出现肠鸣腹泻。这就是所谓的"阴气如强必毙伤"。而导致阴气盛的原因主要还是阳气不足。疾病的形成主要因为阳气不能正常敷布，阳气不足就会导致阴气结聚。脾阳不足，则神阙周围会出现僵硬，在天枢、大横区域亦可触摸到明显筋结；胃阳不足，则在胃脘区域会触摸到明显筋结，最常见的部位是中脘区域。

我最开始是在方药方面将骨伤疾病与脾胃联系起来的。在腰痛患者中，有很大一部分人平时并没有明显的腰部疼痛，只有在劳累或者久坐以后才会出现腰部酸胀。对于此类患者，单纯使用手法治疗效果并不理想。后来我想到"久坐伤肉"，而脾主肌肉，久坐腰部酸胀的患者属于脾虚导致中气不足。中医还有一句话叫"劳则耗气"。脾胃为后天之本，气血生化之源。耗气首先伤的是中气。故而我选用了补中益气汤来治疗劳累或者久坐以后才会出现腰部疼痛的患者，取得了满意的疗效。而后我又想到肩周炎。我在网络上看过一个用指迷茯苓丸治疗肩周炎的文章，其理论依据是《医学心悟·肩背臂膊痛》所记载的"肩臂痛，古方主以茯苓丸，谓痰饮为患也，而亦有不尽然者"。这句话说的是肩周炎的主要致病原因是痰停中脘。我也在临床中运用过这个方子，发现其对于肩关节疼痛比较严重，局部微微肿胀，按压皮肤发红的这类患者来说效果还是非常好的。而有肾虚症状的肩周炎患者单纯使用这个方子效果还是不太好，必须加用有温肾功效的药方。另外，《金匮要略·痰饮咳嗽病脉证并治》言："夫心下有留饮，其人背寒冷如手大。"这个条文让我感悟到了颈椎病和胃脘的关系。结合之前的一些患者都是由于脾胃之气不足导致颈项僵痛，我开始对中脘这个区域重视起来。后来我发现，脾胃虚寒的患者在中脘区域都会触摸到明显的硬结，且脾胃

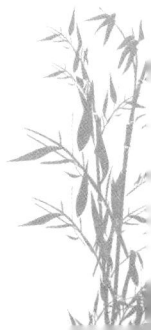

虚寒越严重则中脘区域的硬结就越明显。

　　记得有一个男性患者颈椎及肩臂疼痛，严重到只要平躺一会儿就疼痛难忍，甚至几个晚上都无法入睡。其就诊时我正在武汉参加会议，是我的徒弟先对其进行处理的。徒弟按颈椎病的常规治疗对其施用了手法和针灸，当时患者感觉症状缓解，但治疗后过一段时间疼痛如故。我回到成都时，已经是其来我院治疗的第三天了。因为徒弟之前所用的处理方式会使疼痛复发，所以我没再给他处理颈部，而是让他平躺，重点揉了一下中脘区域，他立即感觉颈肩的疼痛明显得到改善，于是我又重灸了中脘。第二天患者就诊时说前一晚安然睡了 4 个小时，肩部疼痛也改善不少。这个患者已经疼痛四五天了，每次松解颈肩后会得到短时间的缓解，过不了一会儿又会出现剧烈疼痛，为什么会这样呢？因为处理颈肩只是当时把局部的浊阴之气推散了，所以只是暂时的缓解。而浊阴形成的根本原因在胃，胃的浊阴没有化解，浊阴之气就会一直循经上走颈肩，故而疼痛会反复发作。而当揉按并灸中脘后，胃脘的阳气振荡，胃中的浊阴就会被化解一部分，故而其症状就会跟着改善而不再反复发作。后来患者又治疗了 3 次，我都将重点放在处理中脘，其疼痛完全消失。

　　曾经有一个 10 岁的女孩，腰椎向左侧侧弯非常严重，其家属是在 1 年前发现她腰椎侧弯的，其间看了不少医生。调整腰椎后会改善一些，但持续时间不长，很快就恢复如初。来找我的时候，我重点询问了女孩的身体发育情况和以前是否患有什么疾病。在询问的过程中，我发现这样一个情况，女孩从小就有腹部疼痛的症状，每次疼痛的时间不长，三五分钟就好了。这个疾病在西医学中叫作肠系膜淋巴结炎。之前的医生并没有给她做过什么治疗，只是叫她不要吃生冷的东西。从中医角度来看，肠系膜淋巴结炎的一个致病因素是脾胃虚寒，只要温补脾胃疼痛就不会反复发作了。我分析这个女孩可能是由于反复的腹痛，使腹部的肌肉经常被牵扯，进而影响脊柱，形成腰椎侧弯。于是，我检查了一下女孩的腹部，发现中脘区域非常僵硬，还有一个鹌鹑蛋大小的硬结，压痛非常明显。其腰部左侧肌肉松弛，右侧肌肉僵紧明显。当时我重点处理了中脘区域，并灸之。施灸后发现，女孩腰部右侧的肌肉明显没有那么僵紧了。我又根据女孩的体质给她开了 10 剂附子理中汤，并告知其家属她的主要病因是脾胃虚寒，单纯

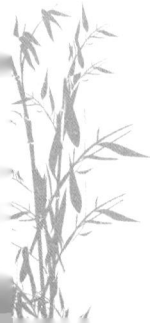

正骨意义不大，只要将脾胃调理好了，脊柱自然能够恢复正常。我让其家属每天给她施灸中脘1小时，并让其每天坚持做八段锦中的"双手托天理三焦"5～10分钟。10剂中药吃完后，我让女孩吃附子理中丸合香砂养胃丸。2个月后，女孩的脊柱完全恢复正常。

现在很多人处于亚健康状态。其常见的症状多种多样，生理方面可表现为疲乏无力、肌肉及关节酸痛、头晕头痛、心悸胸闷、睡眠紊乱、食欲不振、脘腹不适、便溏便秘、性功能减退、怕冷怕热、易于感冒、眼部干涩等；心理方面可表现为情绪低落、心烦意乱、焦躁不安、急躁易怒、恐惧胆怯、记忆力下降、注意力不集中、精力不足、反应迟钝等。这类患者到医院检查，医生多会给出"神经症"的诊断。西医学并不能很好地纠正这种情况。中医学认为，绝大部分亚健康状态人群属于脾胃虚寒。脾虚则生痰湿，痰湿在肌表就会出现乏力、肌肉酸胀等症状。脾胃亦主中焦枢转，中焦枢转不利就会出现上热下寒的现象。上热会导致心烦意乱，下寒会导致腹部胀满、畏寒。下寒日久就会伤肾，肾伤则会出现恐惧胆怯、记忆力下降、注意力不能集中等情况。而此类人群的神阙区域多僵硬，在天枢、大横一线多有结块。神阙居于腹部正中。神阙这个部位出现闭阻，人的神志就会出现异常，身体自然也就会有问题。而脾居于人体的腹部，神阙区域僵硬亦可反映脾虚。天枢中的"枢"指的是枢转。脾胃之气正常是要上奉于天（心脑）的。天枢区域如果出现闭阻，则代表脾胃精气的枢转失宜，不能正常上奉。而大横中的"横"字，意为"门闩也"，即门之开关；"大"，表其重要。大横，别名肾气。肾为胃之关。也就是说，大横是接受肾气的开关。此处有结，则肾气（肾阳）不能正常温脾。

患者，男性，体形偏胖，身困乏力2个月来诊，自觉腹部胀满，身体沉重，做事情没有动力，大便2天1解，先结后溏，舌胖大而边有齿痕，苔腻。从临床表现来看，其是典型的脾虚湿困。查腹部神阙区域僵硬，两侧天枢、大横均有明显硬结。予以拿捏这些筋结，用力将其捏软。拿捏5分钟，患者就感觉脐周发热，继而感觉腹部深处绞痛；继续拿捏5分钟，患者有便意。便后感觉身体沉重消失，腹部已无胀满，自述便如油样。湿气在肌表，就会出现身困乏力；湿气在肠胃，就会出现腹泻。此患者腹部胀满而身困，说明湿气主要聚集在肌表。通过手法揉捏神阙、天枢、大横

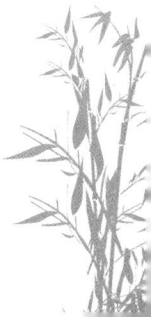

让脾阳得到振奋，其肌表的湿气就会由体表进入体内，再从大便而解，湿去则身松。

　　人体想要健康，必然气血要充沛。虽然人体的气根于元阳，但脾胃才是气血化生的源泉。故而对于人体的气机变化，我认为元阳（肾）是根，而脾胃就是体。

第四节　卫为气之用

　　《灵枢·营卫生会》提道："人受气于谷，谷入于胃，以传与肺，五脏六腑，皆以受气，其清者为营，浊者为卫，营在脉中，卫在脉外。"前面讲过先天之气和后天之气和合而化生了中气，从这段条文我们可以看出中气上奉心肺后，在肺的作用下形成营卫之气而游走周身。《灵枢·营卫生会》又提到"营出于中焦，卫出于下焦"，"中焦亦并胃中，出上焦之后，此所受气者，泌糟粕，蒸津液，化其精微，上注于肺脉，乃化而为血，以奉生身，莫贵于此，故独得行于经隧，命曰营气"。从这两个条文我们可以看出，营气起源于中焦，由水谷化生，来源于后天脾胃之气，主要有濡养作用；而卫气起源于下焦。

　　《灵枢·本脏》提到"卫气者，所以温分肉，充皮肤，肥腠理，司开阖者也"，"卫气和则分肉解利，皮肤调柔，腠理致密矣"。这里提到卫气在人体的作用是非常广泛的。其具有温养内外、护卫肌表、抗御外邪、滋养腠理、调节内外等作用。正如《素问·生气通天论》里面提到的"阴者，藏精而起亟也；阳者，卫外而为固也"。人体的阳气在表为用。"藏精"指的是阳气在内的一种蓄积状态。卫气根于下焦元阳，元阳与中焦脾胃之气相互交融而形成的和合之气为体，其形成的卫气就为用。这也正是中医的体用关系，体是基础，用是作用、应用。没有体，用就不会发生；而没有用，体也就失去了应有的意义。故而我提出阳（肾）为气之根，脾为气之体，卫为气之用。

　　先谈一谈卫气"温分肉"的作用。肉指的就是我们的肌肉。古人将肉划分为两种情况——白肉和赤肉。白肉指的是我们的脂肪层，赤肉指的就

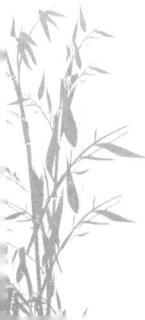

是肌肉。"温分肉"指的是卫气居于肌肉与肌肉之间、肌肉与其他组织之间，具有温煦机体的作用。如卫气虚，人体就会出现恶寒的情况，有的亦会出现麻木冷痛。如肌肉与肌肉，或者肌肉与筋之间的卫气不足，局部就会因阴气聚集而形成硬结肿块，甚至会导致肢体的活动受限。2014 年 7 月 15 日，我处来了一个男性患者，74 岁。其在同年 5 月底感觉双小腿至足踝麻木，曾经在某医院住院输液治疗 15 天，麻木消失，继而出现的是双膝关节至足踝冷痛，夜间严重，必须用取暖器才能入睡。患者深感其苦。该院医生建议他找中医治疗下肢发冷（此冷实际上是病情加重而不是减轻）的问题。他先后找到两位中医求治，共吃了 10 多天的中药，病情没有丝毫改善。我断其为阳气不能下达温煦之故，治疗当引阳下达，通阳而开阴。温针双膝眼每日 1 次，双小腿外敷温经散寒类中药；同时内服中药，取白通汤之意，重用附子、干姜，配伍白术、白芍、细辛、砂仁，强调熬药时加入葱白约 25g。患者当晚即感下肢冷痛明显缓解，无需取暖器烤足。治疗第三日，小腿已无冷痛的感觉；第五日，双踝关节已无冷的感觉，仅遗留双足轻微发凉。7 月 29 日来复诊时，双足轻微发凉症状也完全消失。我在临床中治疗过很多类似的案例。实际上这个患者就是卫气"温分肉"的作用下降，故而通过药物与针灸来恢复卫气的温煦作用，卫气恢复，冷痛自然也就消失了。临床中，我遇到很多农村女性患者，她们经常用冷水洗衣洗菜，这种做法很容易损伤卫气，导致卫气温煦不足而出现双手麻木。我的治疗思路是在其腕关节处使用温针，再外敷温经散寒类中药，效果非常显著。对于卫气不足不能正常温煦机体的，我亦常常采用灸关元和中脘的方式来达到扶助卫气的目的。

"充皮肤，肥腠理"指的是卫气有滋养皮肤和肌肉组织的作用。卫气具有丰富的营养物质，可以充养皮肤和肌肉等。

卫气有开阖毛孔来调节汗液和体温的作用。我个人认为这种描述对卫气"司开阖"的理解是比较浅显的。卫气在表循行于肢体，在里循行于脏腑，全身无处不在。卫气白天走表，夜间走里。卫气外出走表则醒，内入走里则眠。夜间卫气不能正常入里就会导致失眠。失眠在中医中也叫"阳不入阴"。另外，我认为大小便也是开阖，脏腑功能的调节也是开阖，关节的屈伸也是开阖，所以都需要卫气来司开阖。卫气充填于皮肤与肌肉之

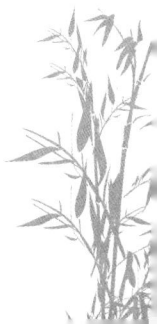

间、肌肉与筋之间、筋与骨之间，所以组织与组织之间的距离空间一样需要卫气来调节开阖。另外，卫气可以调节左右之开阖，比如中风肢体瘫痪，半边身体发热或者发凉，半身汗出等都是卫气的左右开阖失度所致。卫气"司开阖"的范围非常广泛，我就不一一阐述了。

我为什么认为卫气可以调节关节、调节皮肤肌肉组织间的空间，以及半边身体的异常是由于卫气开阖失度引起的呢？在我提出这个理路之前，我没有看见中医界有任何一个人提出过。这是我凭空想象的吗？不是，这是我学习《伤寒论》感悟而来的。在《伤寒论》中，疾病分为两大类：一类是中风，另一类是伤寒。中风的主要临床表现是津液的流失，而伤寒没有津液流失的症状。由此可以证明，卫气寄藏于津液之中，以津液为载体。而关节屈伸的正常，首先靠的是关节里面的关节液正常，其次是肌肉和筋（韧带）的收缩牵拉。而肌肉与肌肉之间、筋与肌肉之间、肌肉与皮肤之间亦有空间，这些空间靠的是津液的充斥。皮肤与肌肉、肌肉与筋之间的滑动，也要靠津液来润滑。故而我认为，卫气可以调节皮肤与肌肉、肌肉与筋、筋与骨之间的距离空间。另外，骨与骨之间（关节）的距离空间也靠卫气的司开阖来调节。

为什么我又说卫气可以调节左右的开阖呢？《黄帝内经》中有关中风的描述包括偏枯、偏风、卒中、大风、暴厥、薄厥、大厥、煎厥、击仆等。中风病名最早见于张仲景的《伤寒杂病论》。《伤寒杂病论》分为两本书，一本叫《伤寒论》，另一本叫《金匮要略》。既然这两本书都是张仲景所写，那么他自己不可能将中风这个疾病分为我们现在所认为的外感和中风（偏瘫）。现在我们将《伤寒论》中的中风归为外感，将《金匮要略》中的中风认为是现在所说的脑卒中。

我认为，中风偏瘫是由于卫气受损，不能正常调节机体左右的通道。所以我顺着张仲景的思想去思考，认为疾病的形成只分为两大类，一类是伤卫气，另一类是伤营血。《金匮要略》里面的中风也是分了两大类——中脏腑和中经络。其本意无非是卫气调节脏腑的功能失调叫作中脏腑，卫气调节肢体的功能失调叫作中经络。

卫气损伤会出现哪些情况呢？在我看来，卫气异常导致肢体出现症状

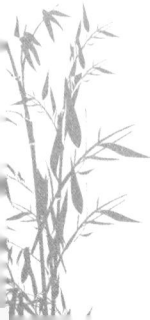

主要分为两种情况：一种是气闭，另一种是气少。气闭则胀（分为两种情况，一是后面的气运行速度快，二是前面的气阻滞），导致空间距离加大。比如关节肿大、关节液增多、关节周围组织液增多等导致关节周围肿胀而出现疼痛。气少则黏。比如关节间隙变小、肌肉组织萎缩，这些都是卫气少而导致的空间距离减小。循筋拨点疗法的治疗原则就是调节卫气的开阖，让其恢复正常的"司开阖"作用。

第五节　神为气之主

中医是中国的国粹，亦是中国传统文化的一种体现，具有非常强大的包容性和融合性。要想深入学习中医就必然要对中国传统文化进行深入的研究，学习传统文化的目的是更好地理解中医。我在学习中国传统文化的过程中，对佛家的"空"，道家的"无"，儒家的"性"，医家的"神"有了进一步的感悟，发现"空""无""性""神"都与我们的"心"分不开。这个"心"不是指实体的心脏，而是指人原有的心性。人在刚出生的时候，心性本是空无的，随着后天对外界事物的认识，人的心性逐渐发生了改变。这也就是《三字经》开篇即讲的"人之初，性本善。性相近，习相远。苟不教，性乃迁"。人出生的时候心性是差不多的，导致其改变的原因是后天的变化。而人原有的心性由于后天习惯的影响而发生改变以后，就叫作"习性"，也叫作"秉性"。不同性格的人的思维方式是不一样的。思维方式不同的人的气机运行方式亦会不同。中医又把不同秉性的人划分为五大类，叫"阴阳二十五人"。气机运行的方式会影响脏腑。而不同的气机运行方式会产生其所对应的疾病。如性格比较急躁之人容易患肝病，性格比较忧愁多思的人脾胃多会出现问题。而不同性格的人，由于气机运行方式的差异，其在身体上就会出现一些对应的反应点，这些反应点和我们患胆囊炎时在胆囊穴附近会出现压痛点一样，正所谓"有诸内必有诸外"。我们可以通过患者性格留下的"痕迹"，找到其体表的反应点，通过对反应点进行处理，

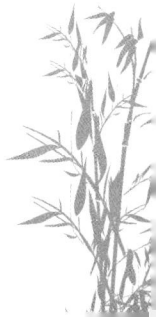

从而改善气机变化所引起的症状。当然，我们不能通过手法改变人的秉性，只能给患者一些改变思维模式的建议。

让患者改变思维模式的同时，建议其多静坐，放空身心，同时多练习缓而慢的呼吸方式，先通过呼吸的频率来改变气机的运行模式，气机运行的平和有助于患者的康复。这在中医中叫作"调神"，也就是通过调节呼吸，放空身心来调畅气机，气机得到调畅则人的"神气"亦会得到调节。当然这里的调息主要是腹式呼吸，频率越缓慢越好。早年，在我们走进医院的时候会看见每一个楼道的墙壁上都写着一个大大的"静"字，现在虽然很少见到墙壁上写有"静"字了，但医院仍然会在显著的地方挂上提示大家安静的警示牌。它们的意义是一样的，都是让大家保持安静，不要影响患者休养，重要的是要让患者心情平静。因为喧哗会影响人的情绪，情绪的波动又会影响人体气机的流动，进而影响人体功能的变化。很多人在生活中应该都遇到过类似的问题，如某人平时性格比较急躁，喜欢和人争辩，某一次与人争辩后突然倒地发生了中风。从中医角度讲，这种情况属于"怒则气上"，也就是情绪激动而引起的气机突然上逆，形成的中风。人在生气的时候，呼吸是急促的，且以胸式呼吸为主。所以，当人情绪波动的时候，首要的是让其做深呼吸以放松身体，进而让急促的气息归于平和。

心为火，心火要下归于肾；肾为水，肾水要上奉于心。人体气机的运行离不开心肾交感，而心肾交感是否正常主要取决于心。只有人内心平静之时，心火才会正常下归于肾；当人心情烦躁之时，人体亦会出现烦热、汗出等症状，这实际上就是心肾不交的一种表现。心火不能正常下归于肾而浮越于上，就会出现烦热。所以，心动则神动，神动则气随之动也。

第六节 腹为气之显

早年我治疗颈肩腰腿疾病主要注重身体的后侧，也就是患者的疼痛部

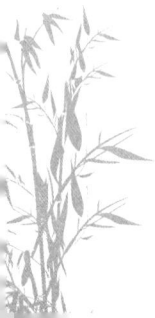

位。随着临床的逐渐深入，我对人体气机的变化有了进一步的理解，对内在脏腑气机变化会影响到经络的气机运行有了进一步的认识。人体的气机变化亦由神主导。心为神之主，起心动念都会导致气机的不同变化。中医讲的情志虽然与心、肝、脾、肺、肾相关，但实际上都是心理意识的变化。心情愉悦则气机平缓，心思过多则气机郁结，心情暴躁则气机上逆，心有恐惧则气机下陷，心有悲伤就会气机消耗。

而人的情志波动亦会在体表留下痕迹，如脉搏的搏动会由于情志因素的变化而变化。中医讲脉气就是人的神气，脉归于心而本于脾胃，脾胃是气血生化的源泉。如果说经脉是神的循行轨道，那么穴位就是神的巡查场地。如果某个穴位出现郁堵，说明此处是神巡查后需要整改的地方，整改的目的是让脉道通泰，也就是让我们去打通这个郁堵的穴位，使神气的循行畅通，人体也就自然安康。气血由脾胃所化生，而腹为至阴之地，腹部为脾所主，而脾胃又为中土，腹部的变化可以反映全身气血循行的变化，而人体的心理变化亦会在腹部留下痕迹。

我最初注意到腹部筋结与情志的关系是因为发现了关元处的筋结。通过我前面所讲的关元大家应该明白，关元处有筋结的人一定是肾虚，而肾虚的人多恐惧。我曾经遇到过一个奔豚气的患者，其自觉有一股气从小腹开始直接上冲到咽喉部位，面部呈现惊恐表情。这也应了张仲景《金匮要略》里面提到的"奔豚病，从少腹起，上冲咽喉，发作欲死，复还止，皆从惊恐得之"。我在其关元处触摸到一个比较大的硬结，予以重灸关元而愈。通过这个患者我发现了惊恐与气机的关系，也让我第一次感受到内在情志与腹部筋结的联系。对于筋结与情志的深入理解能够帮助对全息的理解和对五行性理疗法的学习。人身无处不全息，腹部也可以作为一个全息来对待。在中医望诊中，面部的划分可以说就是一个全息。我最初就是将面部的全息对应下移到腹部。关元区域对应肾，中脘区域对应心，神阙部位对应脾，两侧的大横对应肺和肝。

记得 2015 年有一个 50 多岁的女性患者来找我治疗颈椎病。其在介绍病情的时候描述自己一直体弱多病，特别是胃部不舒服几十年了。我检查她的腹部时发现中脘偏上处有一个鸡蛋黄大小的筋结，结块非常硬，按压

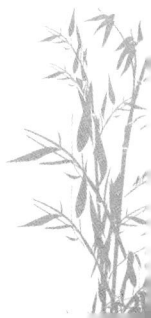

这个筋结患者会出现心慌、自汗的表现。当时我联想到中医里有一个病叫"胃心病"。此病虽然有心悸胸闷、心慌气短的症状，但其原因并不是心本身的问题，而是胃的问题影响到了心。中医有一句话叫作"胃之大络，名曰虚里"。"虚里"就是我们心尖搏动的地方。中医学认为，人体的胃是有一条络脉连接到心的，故而胃有问题牵扯到这条络脉就会出现与心相关的一些症状。当时我想既然胃可以通过这条络脉影响到心，那么心有问题也必然会影响到胃。生活中也经常有患者由于生气，而突然出现胃痛，这实际上也是心影响到了胃。"五行性理"认为"恨伤心"。于是我问患者是不是很多年前有人让她非常生气，至今还记恨着那个人。患者听到我的提问后突然号啕大哭，向我诉说着委屈。令我惊奇的是，当患者不再哭泣时，我再次触摸其中脘区域，发现筋结居然柔软了许多。后来患者每次来就诊时我都会和她交流并宽慰她，慢慢地患者放下了心中的怨恨，其患了几十年的胃病也随之痊愈。这个患者的表现让我深刻感悟到"性理、心理、生理、病理、药理，一理以贯之"。

临床中，中脘区域有筋结的患者是很普遍的。当我触摸到中脘偏于上脘的区域有筋结的时候，就会问患者是不是曾经有人让其很伤心，是不是一直怨恨对方。大部分患者都会承认曾经有人伤过他的心。怨恨会使心气浮越于上，久居不降就会在胃脘的局部形成筋结。

而后我逐渐发现腹部腹哀区域也容易出现筋结。经常生气发怒的人在左侧腹哀处会触摸到明显筋结。左侧为肝主升，左侧腹哀区域有筋结就是气机升得太过。而右侧腹哀有筋结的人喜欢思考问题，容易生闷气。右侧属肺，气机本应该以降为主，腹哀在上腹部，右侧腹哀有筋结说明气降不及，忧思之人的气机不易降。而且腹哀有筋结的患者其背部所对应的痞根区域多伴发有类似筋结，而痞根区域有筋结的患者在同侧腹哀处亦会有筋结。这一现象也进一步说明人体有无数的络脉前后相连。命门平行对应神阙，这一现象对于我们中医人来讲也是非常有意义的。天枢对应第三腰椎横突，所以天枢可以治疗的疾病，我们处理第三腰椎横突一样有类似的功效，这里就不拓展讲了。

气机枢转失宜的时候，天枢、大横区域会出现筋结。气升出现问题则

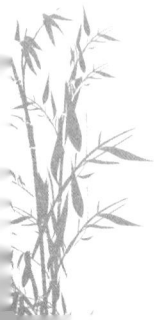

左侧天枢、大横区域会有筋结；气降出现问题则右侧天枢、大横区域会有明显的筋结。两侧腹结区域也常有筋结出现。左侧腹结有筋结说明气机升不及，右侧腹结有筋结说明气机降太过。

我们通过触摸腹部发现这些区域有筋结的时候就可以推断患者气机的升降强弱问题，处理的重点应是松解这些筋结。而随着这些区域筋结的松解，患者的气机情况亦会得到改善。

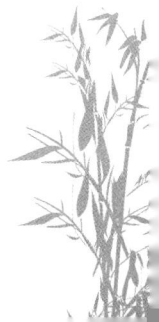

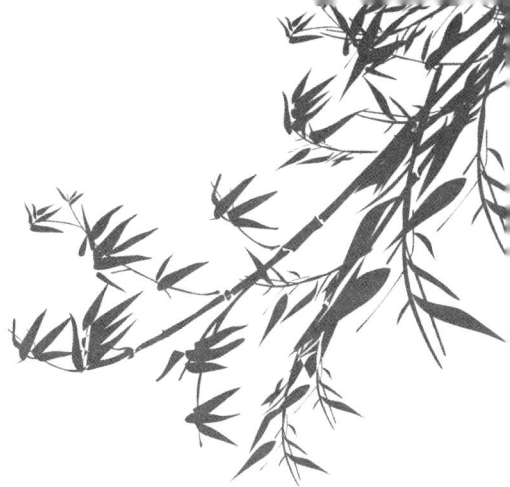

第六章

杂　谈

第一节 外敷药在伤科中的运用

我从毕业以来一直从事中医骨伤专业，至今已经 20 多年了。中医骨伤一直强调的是"七分手法三分药"。中医骨伤的常用手法分为正骨和推拿两种。对于骨折错位，我们常使用正骨或纠正关节的方法。而对于一些软伤类疾病，我们就会运用推拿的方法。但是在骨折或者关节错位复位以后，如何促进骨折的恢复，如何修复关节创伤呢？这些问题单纯依靠手法是解决不了的，还要依靠药物。另外，对于某些软伤类疾病，单纯使用手法效果不是十分理想，有时也需要靠药物来辅助治疗。这也就是"三分药"在临床中运用的体现。

我通过临床发现，即使是外敷的药物，辨证也很关键。敷药要有针对性。我一直毫无保留地在网络上公开我的一些药方，还有治疗方法。我始终遵循一个理念，就是"为医贵在明理，理精方可艺熟"。只有把疾病的机制搞清楚，才能够有的放矢地对证处理。无论是使用手法、针灸，还是内服药、外敷药，都需要辨证。所以，临床治病离不了理路。外敷药与内服药是一样的，使用时都需要遵循一定的理路。也就是说，我们一定要明白方药的配伍意义，以及功效。这是临床中医师的必备技能。

【新伤外敷药】

当归 500g	红花 500g	大黄 200g	土鳖虫 100g
乳香 500g	没药 500g	刘寄奴 1000g	茜草 1000g
姜黄 1000g	赤芍 500g	延胡索 500g	蒲公英 2000g
黄柏 1000g	黄芩 1000g	透骨消 1000g	牛膝 1000g

这是我在临床中常用的一个治疗新伤的方子，我给它取名为新伤外敷方。这个方子主要用于治疗新伤，比如扭伤或者撞伤早期（1 周以内）。这个方子的主要作用是活血散瘀，消肿止痛。实际上，损伤的局部除存在功

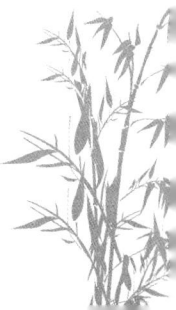

能障碍以外，也会有剧烈的疼痛。也就是说，损伤早期，局部气血凝滞，阻塞经络，就会出现肿胀疼痛。有的还会由于瘀血化热，而出现局部的发热或红肿现象。所以，治疗的方向是活血化瘀，消肿止痛，并适当辅以寒凉药。这样做不仅消肿快，减轻疼痛也快，对骨折的愈合同样有促进作用。

骨科有一句老话，叫作"骨不接，肿不消"。这句话就是在强调治疗骨折或者关节脱位时，一定先将位置纠正，这样肿痛才会逐渐减轻。《黄帝内经》中也有类似的一句话，叫作"骨正筋柔，气血自流"。也就是说，骨和关节恢复到正常的位置，是气血流通的一个首要条件。当我们把骨折或者关节脱位纠正以后，再敷上新伤外敷药，肿胀就会很快消退。骨科还有一句老话，叫作"肿不消，骨不长"。所以要想骨折愈合快，就要尽快地消肿才行。

【强筋健骨外敷散】

当归 3000g	赤芍 500g	乳香 500g	没药 500g
地龙 3000g	木瓜 4000g	白及 4000g	五倍子 7500g
续断 8000g	骨碎补 1500g	土鳖虫 1000g	刺五加 6000g

这个方子叫强筋健骨外敷散。大家可以看到，方子的用药剂量都比较大，这是因为我在临床中常用这些方子，所以每次配药都要配几十斤。大家如果用得比较少，可以按比例减少药物用量。这个方子可以用于治疗骨折中期。也就是说骨折 1 周后，肿胀已消退，就可以开始用这个方子了。这个方子有强筋健骨的作用。治疗骨伤，特别是骨折时，常常分为 3 个阶段，第一个阶段是活血散瘀，第二个阶段是强筋健骨，第三个阶段是温经散寒。现在很多人在中期治疗后，也就是骨头开始生长以后，便不再进一步做治疗了，这是需要大家注意的。

这个方子不但可以用于治疗骨折中期，还可以用于治疗肌肉无力。很多腰痛患者表现为久坐后腰部出现胀痛，这种情况属于肌肉无力，筋骨不够强健。所以对于这类患者，我们也可以用强筋健骨外敷散来外敷腰部。

【陈伤外敷散】

川芎 5000g	赤芍 3000g	肉桂 2000g	细辛 2500g
艾叶 2000g	炮姜 2000g	白芷 2000g	千年健 500g
石菖蒲 2000g	刘寄奴 2000g	透骨消 2000g	生川乌 3000g
生草乌 3000g			

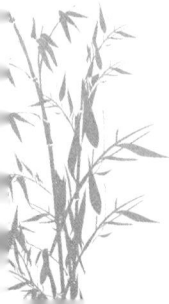

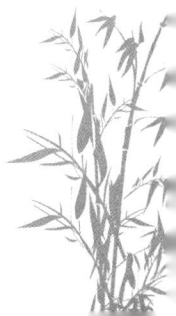

这个方子主要用于治疗陈旧性损伤，还有骨折后期。也就是说，局部长期酸胀疼痛，或者是由于气候变化、阴雨潮湿而引起的疼痛，我们都可以用这个方子去外敷。刚才提到过，骨折后期的治疗原则为温经散寒，所以这个方子有温经散寒的作用。人体受伤后，脉道、经络、肌肉、筋膜等组织都会出现损伤，而导致气血运行不畅，产生肿胀或者活动不利。如果治疗不及时或治疗不当，就会导致血瘀凝滞，客于经络，然后逐渐演变为劳损痼疾，迁延不愈。对于这类情况，我们需要温经通络，祛寒除湿，活血散瘀，用这个方子外敷就可以达到这种效果。

【通络消肿散】

当归尾 250g	赤芍 250g	槟榔 250g	生地黄 250g
枳壳 100g	桃仁 50g	红花 100g	土鳖虫 100g
地龙 100g	姜黄 100g	香附 100g	阿魏 250g
雄黄 150g	白芥子 50g	骨碎补 200g	生乳香 100g
生没药 100g	生甘遂 250g		

这个方子主要用于治疗滑囊炎、痛风。我是 10 多年前研制的这个方子。那个时候我遇到了一个患有膝关节滑囊炎的老年患者，使用常规治疗方式，效果不是很理想。后来这个患者到其他医生处就诊，医生给他使用了一种外敷药，不久便痊愈了。从此我便开始思考那位医生用药的原理。我研制这个方子的时候费了很多脑筋，因为很多膝关节滑囊炎患者在治疗的时候常常时好时坏，病情反反复复。通过思考，我认为滑囊炎以湿邪为主，同时存在气虚、血瘀、痰凝。人体以气血最为贵重。气为阳，血为阴。气伤痛，血伤肿。气须流行，血要温通。气滞则胀，血滞则瘀。血遇寒则凝，遇温则行。故对于瘀肿之疾，治疗、用药都应该以温通为原则。学中医的人都知道，湿是最难医的，因为湿性黏滞、迁延绵长。辛开苦降，辛味药既具有开泄作用，又具有发散作用。所以治疗湿性疾病，要以辛味药为主。久病，气血痰湿皆可致瘀。所以用药以辛温为大法，兼以行气、活血、化痰、祛湿。这个方子不仅可以治疗滑囊炎，也可以治疗痛风，以及新旧伤导致的软组织肿胀。使用前，将药物打成细粉，再用蜂蜜调敷就可以了。

值得强调的一点是我刚才所说的滑囊炎是指慢性滑囊炎，而不是以单纯红肿为主要症状的急性滑囊炎，急性滑囊炎比较容易治疗。中医将滑囊炎及痛风分为寒性和热性两种，一般热性的比较容易治疗，寒性的反而没那么容易治疗。

【顺气活血散】

香附 50g	水蛭 30g	甲珠（用替代品）20g	肉桂 20g
冰片 10g	酒大黄 30g	生乳香 30g	生没药 30g

五倍子 30g

这个方子叫顺气活血散，功效为软坚散结，主要用于治疗胸胁损伤。另外，如肌肉肿胀，或有包块、硬结，也可以用这个方子外敷。这里还是主要给大家介绍一下胸胁损伤。其包括胸部撞伤、胸骨骨折等。外伤刚刚发生时，疼痛不是很典型，但时间越长，疼痛会越来越严重，严重的还会形成内伤。治疗胸胁损伤时，我们要以行气为主，兼以活血。很多人对于此病都是按新伤去治疗，以活血散瘀为主，但我发现活血若重于行气，治疗效果则没那么好。所以我认为，治疗胸胁损伤要以行气为主。除了用这个方子，如果患者想要更简单的方法，也可以用单味香附打成细粉来外敷，亦能起到一定效果。

【五黄散】

黄连 200g	黄柏 200g	黄芩 200g	雄黄 200g
冰片 30g	薄荷脑 15g	生大黄 200g	

五黄散是我根据自己的临床经验整理而成的，具有镇痛抗炎的作用。此方可以用于治疗新伤红肿热痛，也可以用于治疗疮疡疔疖。有的局部软组织红肿比较明显，我们就可以用这个方子来清热凉血解毒。损伤初期，以气血为主。有的损伤偏于气肿，有的损伤偏于血肿，有的损伤则属于气血肿。对于不同的肿胀，我们在临床中就要加一些其他药物配伍五黄散一同治疗。我们可以将这些药物单独打成药粉用瓶装好，用时再加入五黄散中调敷。偏于气肿的损伤，加枳壳、薤白；偏于血肿的损伤，加三七；属于气血肿的损伤，加土鳖虫、枳壳、桃仁、红花。

作为补充，我想给大家介绍一下土鳖虫。它可以大散无名肿毒，治疗疮疡疔疖肿胀。单纯将土鳖虫打成细粉来调敷，效果也是非常好的。

我还想给大家介绍一下三七。很多人只知道三七能够活血散瘀，其实它也有补血的作用。三七属于补血而不留瘀血，活血而不伤新血。我给大

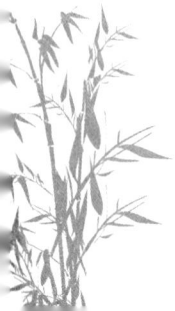

家介绍一道药膳——三七蒸小公鸡，它的补血效果非常好。先把小公鸡（指没有开叫的公鸡）的内脏去掉，然后将三七放在其肚子内蒸，蒸熟后吃鸡肉。这个方法是一个老中医教我的。临床使用时，我发现这道药膳对妇女产后调理特别好。因为产后血虚，又多夹有瘀，这个时候吃三七蒸小公鸡甚至比直接吃黄芪要好得多。因为我不建议有外感者用黄芪，但是可以用三七。

【温经通络散】

苍术 100g	生川乌 50g	生草乌 50g	生乳香 50g
生没药 50g	北细辛 100g	石菖蒲 100g	

这个方子的主要作用是温经散寒，除湿通络。它主要针对的是寒湿引起的疼痛。这类疼痛多表现为局部冷痛或者酸胀麻木。对于冷痛或者麻木的患者，我们可以用这个方子来外敷。

【五厘拔寒散】

麻黄 50g	桂枝 50g	生川乌 50g	生草乌 50g
生雪上一枝蒿 50g 白芷 50g		甲珠（用替代品）20g	威灵仙 100g

这个方子我给它取名叫五厘拔寒散。它的功效与温经通络散类似，但是效果更好。它主要用于寒邪引起的拘急性疼痛。

我在临床中虽然用冰片的情况不是很多，但我还是想在这里介绍一下。冰片有引邪深入的作用。对于陈旧性疾病，我们可以用冰片引药深入，但是它同样可以引邪深入。大家在运用冰片的时候，尽量注意这点。很多人都喜欢用含有冰片类的药物治疗烧烫伤。但是我发现，周边有很多人由于用了这类药物而出现瘢痕。当然，出现瘢痕的首要原因是深度烧烫伤。但是为什么很多患者受伤时只是浅度烧烫伤，用药后反而出现瘢痕呢？原因就是他们使用的药里含有冰片，冰片能将热邪往深处引，热攻肌肉，就会消骨烁肌，到后期则会形成溃烂，随之形成瘢痕。所以在治疗烧烫伤的时候，我个人主张用温性药物，而不是用寒性药物。温性药物可以把热往外提，寒性药物反而是将热往里攻。所以大家在用药时可以适当注意一下。

【桃花散】

桃仁 100g	红花 100g	土鳖虫 50g	枳壳 100g

桃花散以桃仁、红花为主药，配伍土鳖虫、枳壳。它的主要作用是活

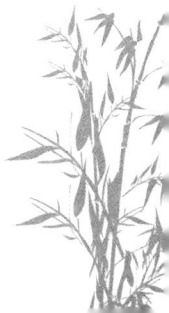

血散瘀，消肿止痛。这个方子可以作为一个通用方。其实我们临床中常用的很多方子所包含的药物不一定很多，因为药贵专攻。学习经方的人都知道一句话"用药不多而效洪"，意思就是用药少，但力量雄，效果反而常常立竿见影。这句话对于外敷药也同样适用。

【丁桂散】

公丁香2份　　　　肉桂4份　　　　北细辛2份　　　　樟脑1份

丁香－肉桂是一个常用药对，我在这个基础上添加了细辛、樟脑。细辛有渗透作用，可以开玄府，有钻筋透骨之效。樟脑同样有此效果。新加这两味药的目的是使丁香、肉桂的温通作用更加深入。这个方子的主要作用是温经通络，散寒定痛，可以治疗麻木冷痛。很多时候，外敷药是以轻灵透达为主。所以我们加用细辛、樟脑这类有轻灵透达作用的药物。这种配伍对于关节冷痛、肢体麻木效果非常好。

【四生散】

生川乌、生草乌、生南星、生半夏各等份。

【五虎定痛散】

生川乌、生草乌、生南星、生半夏、生雪上一枝蒿各等份。

从事骨伤专业的人都知道，有一个方子叫四生散，具有麻醉止痛的作用。四生散的组成：生川乌、生草乌、生南星、生半夏各等份。有的人也用这几味药泡酒外敷。我在此基础上又加了一味雪上一枝蒿，并将全方定名为五虎定痛散。这样的配伍使其止痛效果更强。但是，我建议此方用量不要太大。如果用量过大，外敷时容易引起皮肤过敏。民间又将雪上一枝蒿叫作磨三转。此药有毒，有人形容将这个药涂在碗底，加酒磨三转，三转以内碗内的酒可以喝，如果超过三转，喝下碗内的酒就会中毒，由此得名磨三转。我见过两个人因为服用雪上一枝蒿而中毒的。我在这里再强调一下，一定不要内服此药，外用时也要适量。

【痛风散】

七叶一枝花30g　　黄柏20g　　　　黄连20g　　　　黄芩20g

枳壳15g　　　　　生大黄20g　　　雄黄20g　　　　土鳖虫20g

地龙20g　　　　　红花10g　　　　阿魏20g　　　　冰片10g

白芥子10g

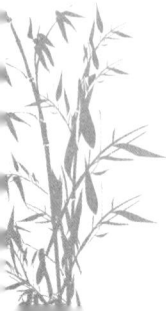

这是我自己总结整理出来的一个专门针对痛风的方子，效果非常好。这个方子的主要作用是清热除湿，活血定痛。

有很多人看了我上面列举的那些方子可能不会明白它们的治疗理路，那么接下来我便好好介绍一下骨伤领域大体的治疗理路。

传统中医骨伤专业针对骨折的治疗主要分为三期：早期、中期、后期。早期指的是伤后 1～2 周，这个时期的治疗原则是活血散瘀、消肿定痛。中期指的是伤后 3～6 周，这个时期的治疗原则是接骨续筋、强筋健骨。后期指的是伤后 7 周及 7 周以后，这个时期的治疗原则是温经通络。临床用药不论内服或者外敷，都离不开此治疗原则。

活血散瘀，消肿定痛这个治疗原则不仅适用于骨折的早期，扭伤、挫伤、撞伤、跌伤等外伤的早期也同样适用。所以我们治疗这些疾病的时候是不是都可以用同一个方子呢？并不是这样。因为在活血散瘀，消肿定痛总的治疗原则下，还会夹杂清热解毒、凉血止血等治疗理念。比如我前面介绍的肿胀，有的是以血肿为主，有的是以气肿为主，用药时就会存在适当的调整。对于损伤早期肿胀，以血肿为主的，治疗则以活血为主，以气肿为主的，则应适当配伍有行气作用的药物。其实在临床中，肿的类型有很多，比如刚才讲的气肿、血肿，另外还有虚肿，当然还有水肿、脓肿、痰肿、红肿等。这些我们都要根据具体情况配合外敷药，以促进损伤恢复。

"气伤痛，形伤肿。故先痛而后肿者，气伤形也；先肿而后痛者，形伤气也。"骨科损伤离不开气血，只要是损伤，都会存在气血受损。扭伤、骨折导致的组织断损、血管破裂，进而出现的局部肿胀，患者的疼痛是比较严重的，这就是所谓的"气伤形也"。而有的损伤，比如扭伤、韧带损伤等不是很严重的情况，当时可能只有一点微微的肿胀，疼痛也不太明显，但活动后疼痛逐渐加重，这种情况就是"形伤气也"。

损伤导致的血肿是一种很明显的肿胀，皮下呈青紫色。气肿表现为损伤后局部轻微的肿胀，按之凹陷，抬手后皮肤可以立即弹起。这在胸胁损伤中，特别是肋骨骨折时最常出现。我们用手触摸肿胀部位的皮肤时，会感觉皮下有捻发音，这种捻发音好像是用手搓头发时发出的那种声音。在血肿当中，有的表现为皮肤发红发热，这也就是我们说的红肿。治疗血肿，要采用活血散瘀的方法；治疗气肿，要采用行气消肿的方法；而治疗红肿，

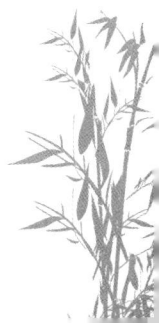

要采用清热解毒，凉血消肿的方法。

一般来说，新伤基本上是气血共同损伤，可以使用新伤外敷药。而有的新伤类疾病的表现为血肿比较严重，但疼痛不太严重。针对这种情况，我们可以选用桃花散。针对气肿或者是疼痛较明显但肿胀不太严重的情况，我们可以选用顺气活血散。红肿是瘀血化热的一种表现。对于这种情况，我们可以选用五黄散来解毒凉血，消肿定痛。五黄散也可以治疗疮疡初期。外科治疗无非是"消、托、补"三法。早期用消法，凉血解毒法就相当于外科的消法。

接下来我给大家讲一下骨折中期的问题。骨折中期用药以强筋健骨外敷散为主。膝关节骨质增生、半月板损伤，也可以用这个方子来治疗。很多人都有半月板损伤，只要不是半月板破裂的情况，我们都可以用外敷药来治疗，使疼痛症状减轻。另外，如骨囊肿、骨质疏松症等，也可以用强筋健骨外敷散来治疗。因为这些疾病的病机是一样的。所以，为医贵在明理，理精方可艺熟，我们只要抓住"机"，就可以明白"理"，理通则法明。

接下来我们再谈一谈骨折后期的问题。很多骨折患者到中期以后就不再治疗了，因为他们认为骨头已经长好了。这就是很多骨折患者在以后的生活中会因天气变化而出现疼痛的原因。对于这种情况，我们可以用能够温经通络的陈伤外敷散，或者温经通络散、五厘拔寒散、丁桂散等。

软组织损伤类疾病，比如颈肩腰腿疼痛等大多属于陈伤类疾病，也叫作劳伤，顾名思义，就是劳累导致的损伤，积劳成疾。对于筋伤，手法治疗是中医的强项。但是如果是因天气变化导致的疼痛，我们就不能用手法来解决了。天气变化导致的疼痛，当时揉一揉，患者是会感觉舒服一点，但是之后再遇到天气变化患者还是会疼痛。面对这类情况，我们该怎么办呢？这一部分患者需要靠药物来辅助治疗。我在临床中大多会以手法配合外敷药来治疗，以达到为患者减轻病痛的目的。

我再向外延伸一下，给大家讲一讲筋伤类疾病的敷药理路。以酸痛为主要症状，局部没有明显肿胀的情况，多是由于局部气血不畅所致，可以使用陈伤外敷散。局部感觉僵紧且胀痛，按压时出现皮肤发红的情况，我个人认为是寒湿聚于皮下所致。对于这种情况，我们可以使用温经通络散。疼痛比较典型的，成拘急性疼痛的情况，则是寒气比较重，故需要用五厘

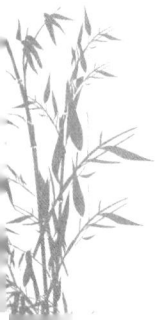

拔寒散治疗。以关节冷痛为主要表现的筋伤多是由于寒气积聚较深，我们可以使用丁桂散治疗。对于疼痛比较严重的患者，我会在外敷药中适当加入五虎定痛散。在软伤类疾病中，我常常发现患者会有筋结包块。对于这类情况，我们可以使用顺气活血散。

其实滑囊炎和痛风的发病机制是一样的，都是以湿为主，湿性黏滞，如油裹面，很难医治，而且容易复发。我个人对于滑囊炎的理解是，它是气虚夹痰湿，闭阻气血所致。滑囊炎患者在临床中常有两种表现：一种是关节肿胀，皮肤发红发热。肿胀的时候，用针抽取，可以抽出黄色分泌物。另一种是关节肿胀但是皮色不变。如果是由于痰湿郁而化热所致之滑囊炎，外敷时以通络消毒散为主。如果关节肿而不红，外敷时以陈伤外敷散为主，取温经通络之效。

痛风所致疼痛的常见部位是掌指关节，而且夜间疼痛比较明显，很多患者常常由于疼痛而不能入睡。所以，痛风在中医中也叫白虎历节，形容好像是老虎在啃人的骨头一样。对于这种情况，我经常使用痛风散治疗。痛风散中使用阿魏，是取其腥臭之味，因为腥臭可以入血脉，可以化痰消痞。如果实在找不到阿魏，我们也可以将土鳖虫和地龙的用量加大。土鳖虫可以大散无名肿毒，地龙擅清湿热。

第二节　对振腹疗法的一点感悟

为医之路是一个逐学渐进、不断修正、不断完善的过程。虽然我曾经写过一本书《杏林心语：一位中医骨伤医师的临证心得》，但写那本书时只是希望记录自己临床最真实的感悟。我时常在论坛中发表一些内容，第一是希望将自己的心得分享给论坛里的坛友们，第二是希望在论坛的互动交流中发现自己的不足，第三也是记录自己的成长过程。一路写下来，在朋友们的建议下，我将论坛内容整理成书。因为有书出版过，很多网友认为我是大师级的人物，但我自己知道在医路上我还是一个学子。现在，我回看以前所写，也觉得有很多不足。因为我自己一年有一年的提升，一年

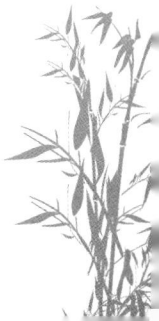

有一年的感悟，所以这次就将近年来学习振腹的感悟给大家做一个简单的汇报。

在腹部采用针刺或手法的治疗方式古已有之，现今常用的腹部疗法有脐疗（脐给药）、腹针、振腹等。以前我对于振腹虽然有所了解，但是我当时认为振腹最主要的是调理内伤杂病，对骨伤疾病没有太大的用途，所以也就没有进一步学习。我认真学习振腹是从 2021 年开始的，源于群里赵清华老师给我发了一套臧福科教授讲振腹的语音专辑。我认真听了这套专辑后，才真正知道振腹可以治疗 30 多种疾病（而且是比较疑难的病），其中就包括颈椎病、腰椎间盘突出症、肩周炎等骨伤疾病。

臧老认为，很多疑难杂症的形成都是由于激素的代谢出了问题，振腹可以调整激素的代谢，让其恢复正常分泌水平，所以能够治疗由于激素代谢障碍导致的疾病。了解了臧老对肩周炎的分析，让我对肩周炎的形成有了一个新的认识。臧老认为，肩周炎形成的主要原因是激素分泌障碍，导致肩关节中的关节液变得浑浊。正常的关节液是清澈透明的，肩周炎形成后关节液就会变得浑浊。通过振腹疗法调整内分泌，几次就可以治愈顽固的肩周炎。痊愈后，肩关节中的关节液会恢复正常的清澈度。通过臧老的这些论述，结合临床中对于急性颈腰部疼痛大都采用静脉滴注地塞米松的方式而快速缓解患者疼痛的情况，使我对振腹疗法深信不疑。

臧老说他使用振腹疗法时不是通过上臂肌肉收缩来产生振动，而是像拍篮球一样拍腹部，这种拍靠的是释放腕痉挛来达到振腹效果。对于如何释放腕痉挛我无法深入体会，但臧老强调了一个"抖"字，给了我启发，使我明白了振腹疗法不是靠上臂肌肉收缩产生震颤而实施的，而是靠手腕抖动而实施的。

初学医时，我的一个师父段真静老师要求我闲暇时练习抖手。抖手的操作要求为身、肩、肘、腕均放松，半握拳，出拳时将手自然抖出去，目的是练习手法的寸劲和手腕的灵活性。抖手中的"抖"结合臧老所感悟到的以拍篮球方式拍腹部的"拍"，让我明白了振腹疗法的理路。大家一定要注意，靠肌肉收缩带来的振动频率虽然很高，但很伤身体，臧老描述他的手法是低频高幅，这是最适合人体的频率。我自己对振腹的认识就是身松、肩松、肘松、腕松，然后摆动手腕，持续时间为 0.5 ～ 1 小时。

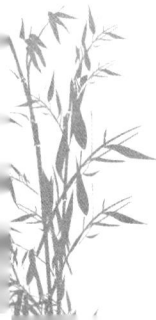

我运用振腹疗法治疗的第一个患者是一个静脉滴注七叶皂苷钠注射液漏针导致右前臂肿胀的患者。这个患者开始只是手背肿胀，医生让其回家热敷，结果5天后患者进行性发展成整个前臂肿胀。临床中对于急性软组织肿胀或者过敏导致的肢体浮肿的患者，多会采用内服或者静脉滴注激素的方式，且效果不错。由此我想到振腹疗法可以通过调节激素来治疗疾病，于是决定尝试一下。我给患者实施振腹疗法20分钟，其右前臂肿胀明显减轻。而后，我用我院自制的药酒涂抹患者右前臂和右手，然后用灯烤。以前我处理这种输液引起的前臂肿胀都是用这种方法。这次虽然使用了振腹疗法，但为了保险起见，还是给患者涂抹了药酒并用灯烤，以保证疗效。第二天患者右前臂的肿胀已经消退2/3，这完全出乎我的意料。因为之前治疗静脉滴注七叶皂苷钠注射液漏针导致肿胀时，单纯使用涂抹药酒然后用灯烤的方法治疗一次是达不到这种效果的，显然振腹在这次治疗中起了非常大的作用。治疗同第一天，振腹20分钟，涂抹药酒后灯烤半小时。第三天患者的肿胀已经全部消退，巩固治疗1次。自此以后，我再遇到患者肢体肿胀时均配合运用振腹疗法，疗效非常显著。

　　通过这个案例，也让我开始思考如何用中医理论来解释振腹疗法。虽然臧老讲的是该法通过调节激素治疗疾病，但是纯中医思想是没有激素这个概念的。我的理解是脐在人体腹部正中，从中医角度来讲中央属土，为脾所主。腹为至阴之地，脾也叫至阴。脾主运化水液，且脾主四肢。这就能解释通了。

　　对于振腹疗法，我在临床中的第二个体会是其能治疗夜间腰痛。在臧老的治疗案例中就有振腹治疗腰椎间盘突出症。对于腰椎间盘突出症，我倒是没有刻意运用振腹疗法。但通过臧老讲授振腹可以治疗腰痛让我联想到阴交治疗腰痛。在周媚声所著的《灸绳》中有灸阴交治疗腰痛的介绍。初学医时，我亦用艾灸灸过这个穴位。灸这个穴位时，灸感可以向腰骶部放射，有的人整个腹部都会发热。这种现象与臧老讲的振腹会出现腹部发热类似。臧老说导致腹部发热是因为刺激了腹主动脉。腹部手法有很多，大多是虚招，在脐上方，找到腹主动脉搏动的部位，点压，再左旋几下，腹部就发热了。这种发热不是腹部皮肤发热，而是内里发热，大家需要注意。皮肤发热用擦法就能实现。

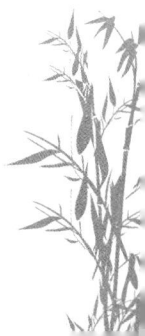

我以前写过一篇文章叫《腰痛连腹关元求》。对于腰痛牵扯到腹部疼痛的患者，找到其关元部位的筋结，并予拨筋松解，效果就很理想。而且，我在最近的研究中对络脉的理解也有了进一步的感悟。我将络脉分为直络、斜络、浮络、交叉络、散络、横络六大类。关于络脉我也写过一篇文章《络脉在伤科临床上的运用》，这里不再赘述。由此我联想到神阙和阴交有斜络连接到腰骶部，如果神阙区域出现冷结，导致夜间阳气不能正常升发，就会出现腰骶部的疼痛。对于这种夜间腰骶部的疼痛，我们是不是可以通过振腹来治疗呢？带着这样的思考，我在临床中进行验证。一个夜间腰骶部疼痛的患者来我处就诊，当时他已患病4个月了，每天凌晨4点过后腰骶部就酸胀难耐，根本无法在床上睡觉，必须下床活动，这种酸胀感才会缓解。在此之前，我处理这类患者都是采用内服、外敷中药，配合局部温针治疗的方式。这次为了验证我的推断，便单纯给患者进行振腹治疗。我用右手劳宫穴对准患者的脐。当时患者脐周有点僵紧，我先轻轻地抓了几下他的脐周，然后开始抖。当我的手在患者脐部抖动5分钟后，患者感觉脐中有一股凉气向外冒。我继续操作，患者自述这股凉气越来越重。当我抖动20分钟的时候，患者说脐中不再冒冷气了，脐周也明显柔软了，我便停止振腹。第二天患者一进门就夸我的技术好，说凌晨4点过后腰骶部只是微微有点胀，翻了几下身后便睡着了。这是他近4个月来睡得最好的一次。我继续给患者振腹20分钟。开始几分钟，患者仍觉脐中有一股微弱的凉气往外冒，但很快就消失了。当晚患者安然入睡，凌晨4点腰骶部没再出现酸胀，一觉睡到早上6点。第三天又治疗1次，之后患者没再来治疗。后来遇到腰骶部夜间疼痛的患者，我都采用这个方法，大多一两次收功。

临床中，夜间腰痛常常分为两种情况：一种是疼痛表现在腰骶部，另一种是疼痛表现在胸腰结合部位。振腹主要针对的是腰骶部的夜间疼痛。而胸腰结合部位的疼痛，可以在章门附近寻找筋结，然后予以松解，效果也比较明显。因为有更简单的方法，所以对于胸腰结合部位的夜间疼痛，我就不采用振腹疗法了。

另外一个体会是振腹疗法能够治疗夜间下肢痉挛性疼痛。我还是从一个案例来讲解：患者，女性，74岁，每日凌晨4点即出现右环跳区域痉挛性疼痛，来我处治疗时疼痛已经持续40多天了，到处医治无果。患者上

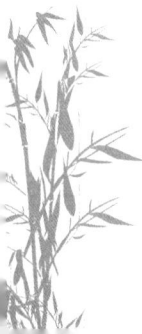

午 10 点过后疼痛会有所缓解，进诊室时跛行。查患者腰背部没有明显的僵硬，只是在秩边区域有条索筋结。CT 检查结果显示 $L_{4\sim5}$、L_5 至 S_1 椎间盘突出。当时我重点处理了背部，以及下肢膀胱经和胆经一线，治疗两天没有丝毫缓解，夜间疼痛如故。于是我联想到振腹可以治疗夜间腰痛，是不是也能治疗夜间下肢痉挛性疼痛呢？此患者年老体虚，冬季阳气本应入里，而其症状显然是阳不入阴所致。于是我改变了治疗方向，阳病找阴。我重点循患者的阴经，发现血海、太溪、复溜区域压痛均非常明显。这可以说明肾虚不能温煦脾土，导致气血生化无源，血虚复不能养筋，则筋脉失养而拘急。我点按了这 3 个穴位，然后振腹 20 分钟。第二天，患者右环跳区域痉挛性疼痛延迟至早上 6 点发作，疼痛程度有所缓解，治疗如故。第三天，患者的疼痛延迟到早上 7 点发作；第四天，患者早上只有微微的疼痛。又巩固治疗了 5 天，患者痊愈。

振腹还能治疗周身疼痛。最近我科室的学生采用振腹疗法治疗了一个周身疼痛的患者。这个学生刚来我处学习不久，为了让他理解并运用好振腹疗法，我便让他对这个患者进行处理。患者，女性，76 岁，周身疼痛，不可触碰，肘、腕、膝、踝关节均明显肿胀，双足不能触地，自觉足底有一根筋牵扯，来诊时由家属背着，唯腹部可以触碰，胃脘胀满，不欲饮食，已经持续 5 天，其他医院治疗无效，前来我处。中医典籍中将周身疼痛，不可触碰的症状描述为"身如杖击"。周身疼痛，如绳捆绑。周身僵紧者是外感所致，其病在表。而像这种身痛如被杖击的是内在阳虚所致。患者腹满不思饮食，也说明下焦阳虚不能温煦脾土，导致气血生化无源。我决定给她做振腹疗法。我操作 10 分钟后便让学生继续振腹 20 分钟。第二天，患者感觉胃脘部没有那么胀了，也能吃进去一点粥，疼痛缓解不少，四肢的肿胀也明显减轻了。第三天，患者痛减大半，关节肿胀消退。第四天，患者自己走来治疗。又巩固治疗了几天，患者痊愈。

我在临床中治疗过不少腹部胀满的患者。我对其的理解是中焦不运，导致气机障碍，振腹可以调节气机的运行。有一个案例让我印象很深。患者，女性，66 岁，颈腰疼痛伴自汗 10 多天。患者十几天前受凉后出现身痛，白天、晚上均大汗不止，头目昏沉，胃脘胀满。4 天前来诊，当时为了解决身痛头晕，施以手法治疗 3 天，身痛头晕均有所缓解，自汗如故。之前我

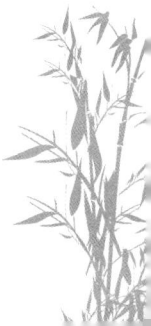

曾建议患者内服中药，患者不愿，故没开方。见患者自汗严重，头发都是湿漉漉的，我再次建议患者还是内服方药调理，患者答应。诊其脉沉而细，舌苔薄白而腻。此为太少两感之证，表里俱虚。

处方：附片（先煎2小时）60g，桂枝30g，白芍30g，炙甘草20g，山茱萸20g，大枣20g，生姜30g。

次日患者前来，自汗如故，胃脘部胀闷难耐。此为中焦虚寒，导致药不下达，当疏运中焦，引药下达。予中脘部点揉，复抖脐20分钟，患者胃脘部胀痛消失。实施手法后，患者即有便意，如厕后自觉全身轻松。复针太溪、复溜、尺泽，灸关元，半小时后患者汗止。这个案例让我体会到振腹可以枢转中焦气机。

振腹疗法用得最多的部位是脐，也就是神阙。为什么振腹、腹针、神阙给药能够治疗很多疾病呢？"阙，门观也。"我认为这句话就是说站在门上看，站得高就可以看到四周，如果没有这个门，就看不远了，而脐居于人体正中。用什么来观呢？用神来观，神观察四周情况，所以叫神阙。经脉是神"巡视"全身的路径，穴位是神出入的门户，所以中医讲调神。中医治疗疾病无非是抓住内调神机、外调气立两点。我们的神在神阙的位置可以观察周身的疾病，发现人体的问题，然后就可以进行处理了，所以振腹可以调节全身。我认为振腹疗法的操作关键在于一个"松"字。这些就是我对振腹疗法的体会和感悟。

第三节　从心说血话阴疽

接下来我要给大家讲一个方子，与心有关。阳和汤是临床比较常用的一个方子，出自清代王维德《外科证治全生集》。

【阳和汤】

治鹤膝风，贴骨疽，及一切阴疽。如治乳癖乳岩，加土贝五钱。

熟地（一两）　　肉桂（一钱，去皮，研粉）　　麻黄（五分）

鹿角胶（三钱）　白芥子（二钱）　姜炭（五分）　　生甘草（一钱）

煎服。

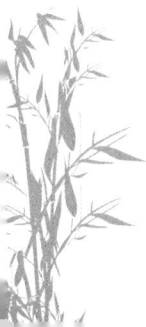

马曰：此方治阴疽，无出其右，用之得当，应手而愈。乳岩万不可用。阴虚有热及破溃日久者，不可沾唇。

这个方子主治阴疽，也可以治疗鹤膝风。鹤膝风指的是结核性关节炎，关节红肿者不能用。

要想理解阴疽，我们先要明白什么是疽。疽指的是局部皮肤肿胀坚硬而皮色不变的毒疮，分为有头疽和无头疽。阴疽就是长在体内的毒疮。

疽形成的主要原因是血凝。缺乏血液的供养，局部组织就会变得僵硬。血由脾胃化生而来，由心所主。心主血脉，脾胃为气血生化之源。也就是说，血和心脾有直接的关系。

心在正常情况下是平静的。心要虚，虚则灵。灵则生神，神生气，气生精，精生形。也就是说，我们的心要虚、要静、要灵。

《黄帝内经》里面有一句话："二阳之病发心脾，有不得隐曲，女子不月，其传为风消，其传为息贲者，死不治。"少阳叫一阳，阳明叫二阳，太阳叫三阳。胃属阳明，所以二阳指的是我们的胃。血是水谷精微。饮食进入胃以后，要靠脾来运化输布，上奉于心转化为血。

我们常常讲思则气结，实际上思是本于心的，所以有个词叫心思。如果我们每天总是想东想西，就会耗伤心神，心神受损，必然会祸及其子，脾为心之子，所以自然就会饮食不佳，气血生化乏源。大家可以看看身边的癌症患者，一般都是心事比较多的人。

女子的月经和冲脉有很大的关系，冲脉也叫血海。冲脉向上是隶属于阳明的。阳明生气血，所以阳明多气多血。冲脉下连关元。男子和女子的冲脉有所不同。男子的冲脉不泄，可上荣而生胡须。女子的冲脉下泄，所以女子不生胡须，而有月经。冲脉与生殖是有很大关系的。不孕症患者很多都存在冲脉瘀堵。

阳明虚，冲脉自然就虚，冲脉虚则血海干枯，女子就会不孕，男子就会无精。脾胃虚则血虚，血虚就会生热。热化燥，会导致肌肉干枯，皮肤甲错，如风消物，所以叫风消。心火无制就会上烁肺金，肺主气血的敷布，如果肺燥就不能正常输布水谷精微以归正化，津液就会留于胸中，变为痰饮，导致咳嗽不已，而传为息贲（气向上奔而形成的喘）。

心主血，诸脉皆属于心。心气结，其主管脉道中的营血就不能正常循

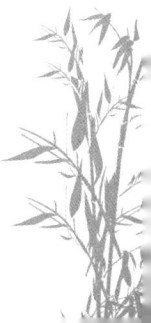

行。最开始是气结，表现为局部发胀，中医也叫气滞。气为血之帅，血的运行是靠气来推动的，气滞则推动乏力，血也就会就近沉积，而形成瘀血。瘀血积滞时间再长一点就会肌化，然后纤维化，最后骨化。软组织发生肿瘤就是以纤维化为主，骨肿瘤就是以骨化为主。

对于这种情况，我们用行气破结类药物可行吗？临床中很多医生喜欢用行气消痰、行气化瘀的方法。我个人的意见是不主张用能够行气破结的药物。因为结块已成，心脾已损，再用行气破结药，反而会更加耗伤心脾而导致气血化源不足。这些结坚硬，内附筋骨，故而局部无红肿。推其缘故，多由郁损心神，耗及肝、脾、肾阴所致。阴液不足，就会有烦热发生。

这里也要给大家讲一下，阴虚（血虚）而有烦热者，不能用金石类和芳香类药物。《黄帝内经》提道："夫子数言热中消中，不可服膏粱芳草石药。"膏粱指的是面食和油腻的食物。芳草就是指芳香行气破气一类的药物。石类就是指矿物、介壳类药物。若用石药会发癫，若用芳草会发狂。对于体内的肿块（如阴疽、瘕），我们不要把其当作单纯的阴寒去治疗，不能一味地用辛温类药物。阴疽是结在血分，并非阴寒。这种情况该怎么治疗呢？应该用大剂量的养阴药物来润养，可以少佐能够镇摄神志的药物，最忌讳耗散破消。

我们回过头来再看一看阳和汤的组成：熟地（一两），肉桂（一钱，去皮，研粉），麻黄（五分），鹿角胶（三钱），白芥子（二钱），姜炭（五分），生甘草（一钱）。这是清代的计量单位。现在我们认为一斤是十两。而在古代，一斤是十六两，一两大概等于30g。一两等于十钱，一钱等于十分。用这个方子时，大家一定要看好比例。如果是我用，可能会将剂量加大一倍，变为熟地黄60g，肉桂6g，麻黄3g，鹿角胶18g，白芥子12g，姜炭3g，生甘草6g。

熟地黄可以大补精血，我认为用量一定要大，不能低于30g，用量小则没什么效果。我们看这个方子，熟地黄和麻黄的比例为20：1。为什么麻黄用这么小的量呢？麻黄和熟地黄是一个药对。麻黄得熟地黄通络而不发表，熟地黄得麻黄温补而不腻隔。此方用熟地黄、鹿角胶润补，借白芥子的辛润来流通营气（营血）。麻黄用在这里的主要目的是轻达卫气，以通络为主。因为阴疽的发生都是血结的时间比较久，阳气不能正常敷布，所以方

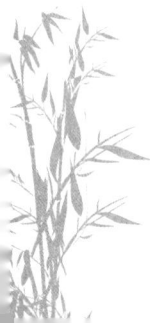

中可以稍佐一点炮姜、肉桂。

中药方剂中常用的姜包括生姜、干姜、炮姜、姜炭、煨姜等。它们其实都是一种姜。生姜就是姜的生品，偏于解表。干姜，就是老姜，是去皮晒干了的生姜，偏于温脾。炮姜就是干姜炒泡，偏于温经络。姜炭就是将干姜炒成焦黑炭化，偏于止血。煨姜就是将生姜慢慢煨煮，偏于和胃。肉桂善于补命门之火。这里大家需要注意，姜、桂气温热而体微润，患者没有热证才可以用。阴疽发热者不能用姜、桂。

在《外科证治全生集》里面还载有一个方子——阳和丸，大家可以了解一下。

【阳和丸】

治一切阴疽初起，如红痈肿痛者忌服。

肉桂（一钱）　　麻黄（五分）　　姜炭（五分）

各研细末。

黄米饭捣烂为丸，服之。

肉桂、麻黄、炮姜三味药，比例和阳和汤一样。

有一个经方可以治疗身内肿块，即薏苡附子败酱散。"肠痈之为病，其身甲错，腹皮急，按之濡，如肿状，腹无积聚，身无热，脉数，此为腹内有痈脓，薏苡附子败酱散主之。"

此方的用药比例为薏苡仁∶附子∶败酱草＝10∶2∶5。

"其身甲错"实际指的是体内有瘀血。这个方子中附子用量不多，主要用以温脾。我认为药量也能够决定药物到达的位置。我在临床中发现，附子30g以下可以温脾，30g以上可以温肾。

前文说到地黄与麻黄的比例，我们再看一个比较常用的方子，——金匮肾气丸。

【金匮肾气丸】

干地黄 24g　　　山茱萸 12g　　　山药 12g　　　泽泻 9g

茯苓 9g　　　　牡丹皮 9g　　　桂枝 3g　　　　附子 3g

我们重点看一下这个方子中地黄与附子的比例为8∶1。这是一个能够补肾助阳的方子，但方中能够温阳的附子用量反而不多，这是为什么呢？"善补阳者，必于阴中求阳"，这句话就是由此方而来。钱乙在桂附地黄丸、

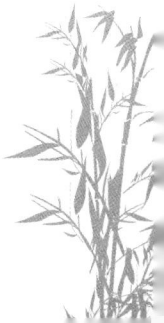

八味肾气丸的基础上，将桂枝和附子去掉，而成六味地黄丸。

大家要记住阴疽类疾病多由劳伤心脾引起，还需要注意的是药量的配比。其实这是一个很好玩的事情。希望大家今后能把中药"玩"好。

第四节　颈椎病的分型论治

颈椎病的主要表现是颈项疼痛，可伴随头晕、头痛、上肢疼痛麻木、下肢软弱无力等症状。

颈椎病在临床中主要分为 6 种类型：①颈型颈椎病；②椎动脉型颈椎病；③神经根型颈椎病；④交感神经型颈椎病；⑤脊髓型颈椎病；⑥混合型颈椎病。另外，最近有人提出食管型颈椎病。

颈型颈椎病多是由于长期伏案工作而出现以颈背部疼痛为主要症状的颈椎病。这种疼痛与落枕的疼痛有点类似，但是落枕以晨起突然发现颈部疼痛为主要症状，而颈型颈椎病的疼痛是逐渐性的，最开始感觉颈肩不适，而后进行性加重为颈部疼痛与活动受限。颈型颈椎病是颈椎病的早期，若后期逐渐加重，就会演变为神经根型颈椎病，或者其他的一些类型。治疗颈型颈椎病只要按症状处理就可以了。如果按照循筋拨点疗法，可循上肢三线进行处理，多以上肢中线和后线为主，重点处理外关区域及腕关节尺侧。将手腕区域作为重点进行治疗的依据是欲治上而先松下，下松则颈部松。这也是循筋拨点疗法的治疗要点之一，病在上者下取之。

椎动脉型颈椎病多是由于颈椎的小关节错缝导致椎动脉受到牵拉、压迫、扭曲等刺激，应激性反射性引起颅内基底动脉输送功能异常，而影响大脑的血液供应。轻者有头晕、耳鸣、眼花、恶心、嗜睡等症状，严重者会发生一过性的晕厥或者跌倒。临床常会遇到此类患者走路时突然仆倒在地的情况，有的患者还会出现短暂的意识缺失。此类型的最典型症状是体位性眩晕，具体表现为患者在坐位感觉头晕的时候，头部左右旋转，眩晕会明显加重；或者平躺起身发生体位性改变的时候，眩晕会非常严重。临床中有一些严重的患者，起床时甚至需要半小时，体位稍一改变就会晕得

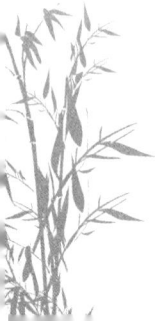

天旋地转。椎动脉型颈椎病以寰枢椎错缝最为多见。因为寰枢椎错缝会导致椎动脉扭曲。对于这种情况，首先要纠正寰枢椎错缝，其次可以处理关元。我之所以用关元治疗椎动脉型颈椎病，是因为此类型所表现的一过性晕厥的典型症状给了我启发。《伤寒论》中有关于"厥"的描述："凡厥者，阴阳气不相顺接，便为厥。"书中阐明厥发生的原因其实是冷结关元，这给了我很大的启发。之后我再遇到椎动脉型颈椎病有眩晕症状的患者，便重点检查关元区域，发现这类患者在关元这个地方都有明显的筋结，症状越典型，筋结越明显。当我们用手法揉按处理关元处的筋结后，患者眩晕的症状马上就改善了。点按关元以后还可以重灸关元。重灸就是用粗一点的艾条，或者将几根细艾条绑在一起来灸。厥是由于冷结关元，而关元处的筋结实际上就是寒结。关元处寒气凝聚，所以用灸的方法祛除关元区域的寒，通过扶阳散寒来加强治疗效果。

一部分此类型的患者中脘区域也会有筋结。我在临床中发现，中脘区域僵紧的椎动脉型颈椎病患者基本上都会有胃寒；反之亦同，凡是存在胃寒的患者，中脘区域基本都会有筋结。对于这种情况，我们可以用手法揉按中脘，再重灸中脘。处理中脘时，手法力量不要太大，应先轻轻地揉按中脘处的皮肤，然后再逐渐用力到深层。这也是循筋拨点疗法的治疗要点之一，以皮带筋，逐层松解。

这种以眩晕症状为主的椎动脉型颈椎病患者如果使用方药，可以用苓桂术甘汤和泽泻汤来利水湿。若是症状严重，也可以合用苓桂术甘汤、泽泻汤、真武汤三方，我将其叫作玄武苓泽汤。在手法治疗以后，我们可以用方药配合，以巩固疗效。

神经根型颈椎病以颈部疼痛，伴随颈部神经受压而引起上肢疼痛或者麻木为主要症状。对于这种情况，我们主要运用循筋拨点疗法中的上肢三线。患者的疼痛麻木发生在上肢三线的哪一条路线上，我们就循着这条路线去处理就可以了。这部分内容在"运动力线"中已经讲过，这里就不再过多论述。神经根型颈椎病是因单侧或双侧脊神经根受刺激或受压所致，若是颈椎错缝导致的神经受压，我们则需要重点注意以下几个问题。如果是 C_5 错缝，疼痛一般表现在颈部至肩部。如果是 C_6 偏移错缝，疼痛一般表现在颈部到肘部。如果是手腕以下存在疼痛，基本上是因为 C_7 存在错缝。

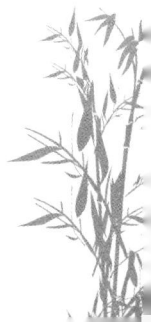

综上，对于神经根型颈椎病，我们要注重两个要点，一个是处理错缝，另一个是按循筋拨点疗法中的上肢三线去处理。

第四种类型是交感神经型颈椎病。它是由于颈部的关节错缝导致肌筋膜挛缩，刺激颈部交感神经而引起一系列症状。患者以颈背部疼痛，特别是背部僵紧发冷为主要症状，另外还伴随心慌、胸闷、心悸、阵发性汗出、潮热等一系列交感神经症状。我们在仔细询问患者的时候，会发现有的人在肩胛骨之间有巴掌大一块区域是僵冷的。我在从医早期觉得交感神经型颈椎病是最难治的，学习《金匮要略》给了我很大的启发。《金匮要略》中有句话"夫心下有留饮，其人背寒冷如手大"。由此我联想到交感神经型颈椎病的症状与中医所说的痰饮关系密切。治疗痰饮我们可以用苓桂术甘汤类。"背寒冷如手大"，让我感悟到直络理路。阳气从头部向下敷布，经过肩胛的时候，如果这个地方出现闭阻，阳气就不能正常向内去温煦我们的心脏，从而会出现心悸、胸闷等一系列症状。所以，患者心悸非常严重的时候，我们应该在其肩胛间区寻找最敏感点进行弹拨。

当然，对于交感神经型颈椎病，我们还是应以处理颈部错缝为主。其次才是处理背部肩胛间区。按照循筋拨点疗法的直络理路，心悸、胸闷等躯体前侧问题，我们可以找背部对应区域。另外，这类患者中脘区域一定有筋结。我在临床中发现，若患者中脘区域的筋结偏上，靠近上脘时，患者一般来说比较容易悲伤。我也将这个结叫作"伤心结"。我们可以通过这个点发现患者的一些秉性，然后给予其适当的心理疏导。我们用手法揉按松解中脘区域的筋结以后，还可以重灸此处。交感神经型颈椎病在颈椎病中是比较难治的，手法治疗后，我们还要从痰饮的角度入手，用苓桂术甘汤或者真武汤配合治疗，重点是化胃脘中的痰饮。

脊髓型颈椎病是由于颈部椎管变窄，或颈椎椎体向内增生，或后纵韧带肥厚而压迫脊髓或者脊髓前动脉使脊髓前角的细胞缺血缺氧变性。在临床中，还有一部分脊髓型颈椎病是由于颈椎错缝导致椎管扭曲而形成管腔的相对性变窄。这些情况就会导致下肢出现进行性功能障碍，比如走路出现慢步，或步态不稳，表现为醉态，或出现走路脚擦地等异常步态。这类患者感觉走路时如足踩棉花，因为下肢软弱无力，所以经常容易跌倒，严重时甚至会出现高位截瘫。有的患者因为脊髓前角受压损害，会出现上肢

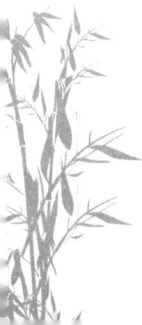

的抽搐症状，手如鸡爪一般。所以，当患者出现这一类症状的时候，我们不要单纯考虑癫痫，也要考虑可能是由于颈椎病引起的。

在临床上我遇到过几例这样的患者。有一个患者因为颈部疼痛来我处看诊。候诊时，他坐的位置刚好对着窗户，那时天气比较冷，冷风一吹，他的手马上就出现强直性挛缩呈鸡爪状。我对其颈椎进行处理以后，他的手立即就缓解了。我还遇到过一个脊髓型颈椎病患者突然四肢抽搐，口吐白沫。我立刻让其平躺，先检查了一下他的颈椎，发现寰枢椎位置有一点错位，予以纠正调整后，患者四肢立刻停止抽搐，也不再口吐白沫了。这位患者的癫痫就属于颈源性癫痫。当然，我们遇到有类似症状的患者，还是要先考虑癫痫，同时也要想到有可能是颈椎出现了问题。

在临床中给我留下最深印象的患者就住在我们医院对面的小区。一对年轻夫妇，喜欢嬉戏打闹，有一次女孩打了男孩一巴掌，男孩就坐在那里"嘿嘿"一直笑了将近两小时。最开始家人还以为他是在装笑，到后面才发现不正常，赶紧叫我去查看。我发现他除一直笑以外，手部还有一点抽搐。当即判断这是由于外力导致了寰枢椎错缝。通过检查发现，其寰枢椎真的存在错缝，于是我立刻进行纠正。当错缝得到纠正后，患者立刻清醒了。后来我分析，这个患者可能是因为颈椎错缝导致椎管管腔变窄从而刺激延髓，引发了假性延髓麻痹。

混合型颈椎病就是以上几种类型颈椎病的混合。临床中，混合型颈椎病患者是很多的。如果颈部疼痛的患者既伴有头晕、头痛，又伴有心慌、胸闷，或者阵发性汗出，那么我们就将其归为混合型颈椎病。对于混合型颈椎病，我们按照相应的症状进行处理就可以了。

食管型颈椎病是最近才被提出来的。其以咽喉症状为主，多表现为吞咽困难。西医学认为，这是椎体前缘增生刺激咽喉所致。但是我在临床中发现，有的食管型颈椎病患者的咽喉症状通过手法处理就可以消失，如果说真的是增生刺激所致，手法治疗的效果是不会那么好的。这种类型的颈椎病常有 C_3、C_4 错缝。因为咽部的神经是从 C_3、C_4 出来的，当我们纠正错缝以后，神经的刺激能够得到缓解，神经支配区域的一些症状同样会得到改善。除了吞咽症状异常，这类患者还会突然失音，我们在处理的时候也需要注意这个问题。我曾在临床中遇到过这样的案例，患者本来说话说得

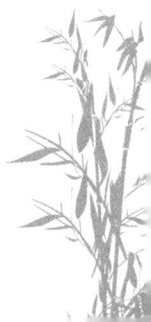

很好，偶然在演唱、演说的时候突然说不出话了，这就是突然性失音。通过观察总结会发现，这类人失音时往往情绪比较高昂，边说边比画着，这个时候可能某一个动作导致了颈部小关节错缝，进而刺激咽部神经而突发失音。对于这类情况，我们处理 C_3、C_4 就可以了。

第五节　解痉祛湿侃承山

本节给大家介绍一个能够祛湿的穴位——承山。

承山是足太阳膀胱经上的穴位。我们先来看一看足太阳膀胱经。足太阳膀胱经从头走足。从六经的部位来讲，太阳主表。"太阳寒水"在中医五行六气理论中是一个重要概念，但是"寒水"两字在经脉理论中被隐藏了，可我们必须知道。

太阳给自然界提供热能，万物依靠热能才能够正常生存。我们大家都知道，太阳照射地球的同一时间段，同一区域，山上的温度是低于山下的温度的。海拔每升高 1000m，温度则降低 6℃左右。

按理说太阳照射地面，越接近太阳温度应该更高才对，为什么反而更低呢？古人就已经发现这个现象了，所以给太阳后面加了一个寒水，意思是太阳的热度是寒水引到地面的。这与我们人体的心火一样，心火要下归于肾，靠的是心阴。只有心阴充沛，心火才能够正常下归于肾。两者道理相通。

太阳经就是把我们在表的阳气（卫阳）引入体内。足太阳膀胱经与膀胱有关。大部分人只知道膀胱是储藏尿液和排泄尿液的，但其实储藏尿液和排泄尿液只是膀胱功能的一小部分。膀胱，又叫津液之府。我们都知道大肠主津，小肠主液，而膀胱为津液之府，说明对于津液来说膀胱比大小肠还要重要。"膀胱者，州都之官，津液藏焉，气化则能出矣。"而津液的气化靠的是我们的阳气。

足太阳膀胱经的主要作用是调节水液代谢，促进人体津液的气化，从而濡养全身。如果津液气化出现障碍，就会停在机体而成为湿气，湿气进

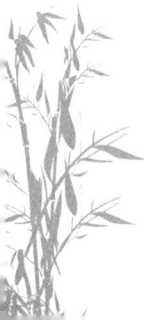

一步凝聚则为痰饮。湿气聚集在肢体就会出现身体酸胀麻木。湿气聚集在肠道就会出现腹泻腹痛。

南宫门手法逆经点按膀胱经对于身体酸困症状有立竿见影的疗效，主要原因就是激荡了太阳寒水之气，让阳气温化积聚的湿气，将湿气化生为正常的津液。

我们了解了足太阳膀胱经，再来看看承山。承山，从名字上来看有承受人体这座大山的意思。自然界中的山由土、石组成，山上还有树木。去过沙漠的人容易感受到，一座沙山，风一吹，山丘就会随着沙的增多或者减少而变大、变小。防止水土流失的最佳方法就是植树造林。按五行来讲也能够讲得通，木能制约土，所以树木可以防止水土流失。

我们进山时，最大的风险不是遇到豺狼虎豹，而是遇到山体滑坡。导致山体滑坡的原因是什么呢？就是树根不能固住山上的土和石头。一年当中，最容易发生山体滑坡的时间段是夏季，也就是雨水最多的季节。为什么这个时候树木不能正常固定土和山石呢？这是因为雨水太多将土泡得太湿，导致土反侮木，木就不能正常固定在土上，木随土而走。树木随着土走，自然不会保持原来的姿势，甚至会出现翻转的情况。在五行中，木对应肝，肝在体合筋。所以，承山治疗的一大主症就是转筋。转筋，也叫抽筋。大部分人都发生过小腿抽筋，这个时候我们会发现小腿处鼓起一个大包。转筋则说明承山这个部位不能正常承受人体这座大山了。小腿转筋，筋不能归于本位，就如同山体滑坡的时候一样，树木会随着土的移动而翻转。这个时候该怎么办？我们用手压住承山区域将翻转的筋按回本位即可。用力点按承山，立即可以解痉。

中医将肢体发生的筋挛归因于湿，湿主痉。从自然界中的大山的角度来理解，湿就是土里的水量高于饱和量了。这也说明承山可以将人体多余的水分排泄出去，有利湿的作用。身体湿气太重，就会出现腰酸背痛。所以承山也可以治疗腰背疼痛。

山体滑坡后，原本的山泉也会枯竭。就像地震过后，发生地震的山区的水源没有地震之前多，地下水也会出现枯竭现象。我在地震之前经常到青城后山玩，那个时候山上的水资源非常丰富，有很多湖泊、河流。地震过后，我也去过一次，发现河流中的水非常少，湖泊中也基本没有水了。

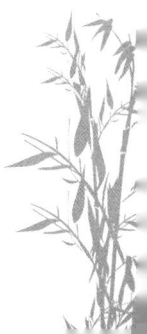

地下水道对应人体就是肠道。我们人体中的"地下水"不足，就会出现大便干结的情况。痔疮的前期征兆就是大便干结，而痔疮最典型的症状也是便秘。痔疮患者因为大便干结会经常用力排便，时间久了，肛门括约肌就会松弛而出现脱肛的情况。我们现在治疗痔疮的方式常为手术治疗，虽然当时治好了，但后续复发的患者非常多。其原因是没有解决患者大便干结的情况。而解决大便干结首要的做法就是增加大肠中的津液（肠液），达到增水行舟的目的。

由于太阳寒水的作用，膀胱经会把体表的津液引入肠道里面，使肠道更加润滑。承山具有疏通人体气血之力，可以调节津液，所以承山也可以治疗痔疮。

承山的具体位置在小腿后面正中，委中与昆仑之间，伸直小腿和足跟上提时腓肠肌肌腹下出现的凹陷处。

承山主治痔疮、便秘、腹痛、腿脚无力、小腿抽筋、腰腿疼痛。

夏季湿度大，我们可以在闲暇时揉一揉承山。正坐翘足，将欲按摩的脚抬起，置放在另外一条腿的膝盖上方，用同侧的手掌握住足踝，大拇指指腹循着脚后跟正中直上，在小腿肚下，"人"字形的中点处即是承山，我们用力揉按这个部位即可。

第六节　通津开窍看合谷

我给大家讲一个万能穴——合谷。

合谷主要有以下六大功效：①止痛（对于多种疼痛有效果，特别是急性疼痛）；②治疗五官疾病；③治疗胃肠道疾病；④治疗妇科疾病（但孕妇不能用这个穴位，会有堕胎的可能）；⑤治疗外感发热；⑥可以预防并调理中风和高血压。

合谷为什么会有这么多的作用呢？我们先看一看它的归经。合谷是手阳明大肠经上的穴位，而且是这条经脉的原穴。原穴更能体现本条经脉的属性。

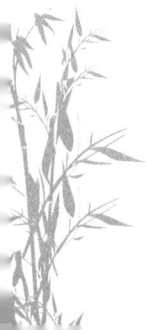

手阳明大肠经具有什么属性呢？我们对于经脉，重点看三点。以手阳明大肠经为例，"手"代表这条经脉在上肢；另外两个重点是"大肠"和"阳明"，说明这条经脉同时具备大肠和阳明的双重属性。大肠是传道之官，可以分清泌浊。不少人只知道大肠有排泄大便的作用，也就是泌浊的作用，但不知道其有分清之效。

《黄帝内经》明确提出："大肠者，传道之官，变化出焉。"很多人只关注这句话中的"出"字，而没有注意"变"字。"变"是如何体现的呢？我们知道大肠主津。津液是怎么来的呢？从饮食而来，我们吃进胃的饮食，通过胃肠的运化而被吸收，精华物质首先转化为津液，进一步化生为气血。这就是"变"。

大肠与肺相表里，大肠具有肺金之性。阳明，也叫阳明燥金，具有金性，所以大肠以通下为用，主降。而大肠还有一个属性——土性，这一点大家一定要注意，否则不能深入理解大肠。

《黄帝内经》提道："脾、胃、大肠、小肠、三焦、膀胱者，仓廪之本，营之居也，名曰器，能化糟粕，转味而入出者也，其华在唇四白，其充在肌，其味甘，其色黄，此至阴之类，通于土气。"脾、胃、大肠、小肠、三焦、膀胱都具有土的特性，都可以转化饮食为津液。大肠偏于主津，小肠偏于主液。

我们再来看一看合谷。合，亼（jí）口为合。亼，三合也，从入一。十口相传是古，三口相同为合。合，合众为一体。谷，水谷。合谷，则有合五谷之意。古人将谷分为五大类，也就是金、木、水、火、土五种属性的谷物，这里就不拓展讲了。合谷可以糅合五谷之性。想要将五谷之性糅合在一起，只能是土，金、木、水、火均可以合于土。肠主津液，只要是津液问题均可于合谷取之。

疼痛部位的津液是积聚不散的。举一个简单的例子，夏季蚊子较多，我们被蚊子叮咬的地方立马就会肿胀起来，其疼痛部位也在肿胀区域。再举一个例子，扭伤出现疼痛的部位也是津液积聚的地方。我们取合谷可以疏通津液的聚集，津液疏散，疼痛就会立即改善。从事针灸的人都知道《四总穴歌》里面有一句话"面口合谷收"，说的就是颜面疾病找合谷来治疗。

合谷只针对面口疾病吗？显然不是的。实际上这个穴位可以通九窍，

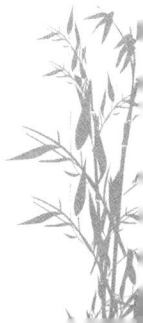

二阴归于下窍，排便问题本来就是大肠的本病，包含在胃肠疾病当中。而大便干的，小便相对就会较多；小便少的，大便相对就会较稀。中医治疗腹泻的一个方法叫"利小便以实大便"。因为大肠和膀胱都可以调节人体的津液，所以可以互用。

为什么合谷可以治疗五官疾病呢？人体的九窍都是和外界相通的，不是密闭的。人体是上下通，内外通，一窍不通则其他诸窍不通，下窍不通就会上窍不通。我们治疗癃闭的一个方法是诱发打喷嚏，这就是开上窍以通下窍的一种治疗手段。而当大便不通的时候，我们的五官也会出现相应症状，如眼睛红、鼻子肿、口起疱、耳鸣耳聋等。便秘患者，大便解不出，就会用力憋气去解大便，这样做会出现耳朵闭塞、眼睛外凸、面红颈粗的情况。其道理就是下堵，上亦会不通。有的老年人在解大便时突发中风，就是因为他们的大便多秘结，解大便需要憋气用力，从而导致气血上涌而出现中风。

大便秘结是大肠的津液吸收太过之故。我们取合谷来调节大肠中的津液，肠道润滑，大便得通，则五官之疾可解。大便通泰，中风发作的可能性也会降低。所以，合谷可以治疗五官疾病、肠道疾病，也可以预防中风发作。

女性的痛经其实也是由于子宫有津液聚集。女子带下疾病也与津液异常有关。合谷可以调节津液，所以可以解决妇科问题。发热是由于阳气不能正常收敛，而浮越于上，所以我们可以取合谷以促进阳明的收敛之性，阳气得到收敛，则发热自然消退也。

人体全身无处不津液，所以合谷是可以调节全身的一个万能穴位。津液聚集在头部，就会出现头痛头晕；津液聚集在胃肠，就会出现恶心呕吐、腹痛腹泻；津液聚集在肺部，就会出现咳喘；津液聚集于四肢，就会出现肢体肿胀；津液聚集在皮下，就会出现皮肤瘙痒；津液聚集在喉部，就会出现喉部异物感。中医将这一系列的问题归于痰饮。也就是说，痰饮类疾病都可以取合谷来配合治疗。

合谷的具体位置在手背第一、第二掌骨间，当第二掌骨桡侧的中点处。

取穴方法：拇指、食指张开，以另一手的拇指指间横纹正对虎口指蹼缘上，屈指，拇指指尖所指之处，按压有明显酸胀感，即为合谷。

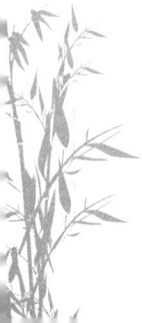

大家闲暇时可以自己揉按合谷，以养生保健。如果是治疗疾病，就要用力点按合谷，或者针刺之。

第七节　柔肝疏土问三里

我给大家分享一个保健穴位——足三里。

有句古话是"要想一身安，三里常不干"。意思就是若想身体健康，就要经常灸一灸足三里。足三里是足阳明胃经的主要穴位之一，位于小腿外侧，犊鼻下3寸。这里的3寸指的是同身寸，大概就是食指、中指、无名指、小指并排的宽度。犊鼻位于膝眼。

足三里位于胃经之上，能够升发胃气。中医是很注重胃气的，强调有胃气则生，无胃气则死。"三"在中医术数中代表肝，肝有升发的作用。这也说明这个穴位可以调节肝气不舒。

足三里也是治疗腹部疼痛常用的一个穴位。从事针灸的人都知道"肚腹三里留"。也就是说，我们腹部的疾病都可以采用足三里来治疗。我们常常将腹部划分为上腹部、中腹部和下腹部3个部分。胃脘区域为上腹部，肚脐区域为中腹部，膀胱区域为下腹部。

针刺足三里时，上腹部疼痛则针尖向上；脐周疼痛多选择直刺；下腹部疼痛则针尖向下。如果不会用针怎么办？可以用手指点按这个穴位，发力方向可以根据疾病部位来选择。上腹部疾病向上用力，中腹部疾病直接点按，下腹部疾病向下用力。比如胃胀、呃逆，就要向头部方向用力去揉按。

大家需要注意的是我们按常规取穴方法取足三里的位置多是不准确的。为什么不准确呢？因为健康的人足三里区域是饱满而有弹性的。而长期体虚的人，比如胃下垂患者的足三里区域是塌陷、松软的。我们常规取穴针对的是健康人群。而久病之人的这个穴位要比健康人群低一点。所以大家必须注意这一点。

揉按或者灸这个穴位的时候，要在常规取穴的位置再往下移动一点，

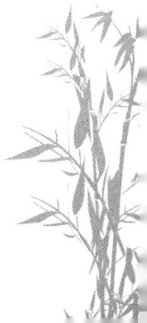

才会找到真穴所在。穴位可以调理疾病，但一定要选穴准确，否则失之毫厘，差之千里。

第八节　咬文嚼字三阴交

三阴交这个穴位在内踝尖直上 3 寸，胫骨后缘处，是妇科要穴。因为这个穴位是足少阴肾经、足太阴脾经、足厥阴肝经 3 条阴经的交点，所以叫三阴交。

三阴交位于脾经之上。经脉上的穴位都有调节与本条经脉相连脏腑的功能，脾经上的穴位就有调节脾的作用。脾属于脏，属于阴，是人体的后天之本，是气血生化之源。我们吃进胃的饮食，必须通过脾的运化，才会成为气血。而脾要想正常运化饮食，必须脾阳充沛。脾的阳气不足，则不能化饮食为气血，就会形成痰湿。

女子以经血为用。脾虚则经血化源亦会不足，就会导致经少或者月经周期不规律。脾虚生湿则女子的白带就会异常。脾又有统血的作用，脾虚不能正常固摄经血，就会出现崩漏。脾虚则津液不能正常运化，就会出现水肿、小便不利等症状。脾虚导致中气不足，就会出现子宫脱垂等症状。当然还有很多情况都是由于脾虚所致，这里就不一一列举了。

我们再来看一看另外一个穴位——阳交。它是胆经上面的一个经穴。我们的腹部还有一个穴位——阴交。阴交、阳交代表的是什么意思呢？自然界讲究阴阳相互交配，才能繁衍后代，阴阳不交则万物否，阴阳不交则万物不生。对于人体也是一样，阳不交阴就会失眠、烦热，阴不交阳就会恶寒、怕冷。

阴要交阳，说明阴交这个穴位有启阴而交阳的作用，阴无阳不化，阴和阳交方可正常运化饮食。"三"在中医术数中代表东、代表肝、代表春、代表升。以上这些可以说明三阴交的主要作用是启阴交阳，化生气血，且能够把化生的气血敷布到全身各处。

常言道"女子常揉三阴交，终身不变老"。揉三阴交可以促进气血的生

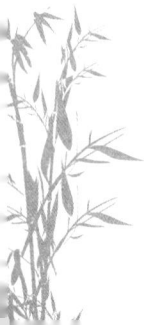

成，所以可以延缓衰老，也可以调经祛痘，还可以治疗皮肤瘙痒、祛斑等。其实灸三阴交的效果比揉按更好。

大家一定要记住阴交阳，阳交阴。

第九节　乳腺增生的治疗

对于乳腺增生的治疗，以前我大多从方药入手，以疏肝理气为治疗原则，曾经取得过一定的疗效。我知道用手法治疗乳腺增生是由于听了一次QQ群里的公益讲课。一位来自内蒙古的李老师给大家分享了其用手法治疗乳腺增生的案例。她的方法是提拿左侧胸大肌和背阔肌。其实这个方法是开锁手法中的一种。当时我只是听了，却并没有在意，也没有在临床中运用过。之后在一次手法技术交流会上，"华山四维立体针法"创始人李民老师现场演示了一次用针刺同侧手指中指近节对应点治疗乳腺增生，当即就有明显效果。李民老师和我都是那次会议的嘉宾，我和他挨着坐。在交流过程中，李民老师给我详细讲解了他所创的针法，这是我第一次知道针刺治疗乳腺增生是可以一次见到效果的。

2019年7月的一天，一个女性患者，25岁，产后1个月，突发双乳胀痛2天，右乳尤甚。此患者的家人一直对我特别信任。当时患者先在我院内科治疗，诊断为急性乳腺炎，内科医生建议其住院采取输液对症治疗。当时患者不是很想输液，就想到找我看看。我认为她是肝郁气滞所致，就采用了手法治疗。我先给她提双侧肩井（这种手法也叫开肩井，可以疏通气血，我在临床中经常运用此法），然后在天宗区域找到对应点进行揉按（取天宗区域是根据我所总结的直络理念，即前胸症状在后背对应区域找对应点，腰部问题在腹部对应区域找对应点），最后弹了一下其腋下三筋（胸大肌腱、极泉、背阔肌腱）。治疗后，她的双侧乳房胀痛当即消失。我又予逍遥散1剂善后。患者治疗1次就好了。在处理这个患者之前，我并没有想过运用手法处理乳房问题，但我知道肩井和腋下三筋可以疏肝理气，所以想利用疏肝理气的手法对其进行治疗，没想到效果居然这么明显。

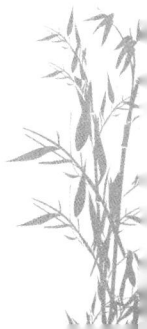

乳腺增生的患者大多有肝气不舒的表现，而且早期表现都是乳房胀痛，最常见的就是妇女经期乳房胀痛，另外还有生气时乳房胀痛的情况。也就是说，乳腺增生的早期病机是气滞。中医叫乳腺增生为"乳癖"，认为它是由于郁怒伤肝、思虑伤脾、气滞血瘀、痰凝成核等原因导致，简单言之就是气聚日久则为痞积包块。我们治疗的方法是反其道而行之，振荡气血以恢复正常的气机运行，自然可以达到显著的疗效。当我想明白这个道理后，再给女性患者治疗时，发现她们有肝气不舒情况的都会检查一下乳房是否有增生现象，若有乳腺增生则进行手法治疗。我还会对比治疗前后乳房的改变。大多患者治疗一次都会有明显好转，也有人一次痊愈。近 1 年来，我院处理了 70 多例乳腺增生的患者，大多是以手法解决，少部分患者配合外敷能够软坚散结的膏药。

【软坚化痞膏】（自研膏方）

水蛭 100g	丁香 50g	白芷 100g	阿魏 100g
北细辛 50g	肉桂 50g	红花 30g	樟脑 100g
木鳖子 100g	冰片 50g	生南星 100g	生白附子 100g
菜油（香油）2500g		黄丹 1150g	

熬制成黑膏药，外贴。

功效：软坚散结，消肿化痞。

这个方子不仅可以消除筋结包块，对于关节肿胀的治疗效果也是非常不错的。

我在治疗乳腺增生患者时发现这套手法也可以治疗腋下包块。有一个女性患者右侧腋下有一个鸭蛋大小的包块，已经 1 年多了。患者本来打算手术治疗，在我这里看颈椎病时，我用手法顺便给她处理了一下，治疗一次肿块就明显变小，后又配合外敷膏药（隔日 1 换），治疗 4 次，右侧腋下包块消失。

我所运用的这套手法也属于开锁法。学习骨伤之初，我就知道"八把锁"。它分为金、银、铜、铁 4 对锁。肩井叫金锁，腋下叫银锁，带脉部位叫铜锁，裆筋部位（大腿内侧根部）叫铁锁。我所运用这套手法的机制就是利用金、银两锁开上焦之气以宣发气机，加天宗开背部阳气前达之通路，阳气前达可化阴血之凝结。三者相辅相成，以达到散结软坚的目的。

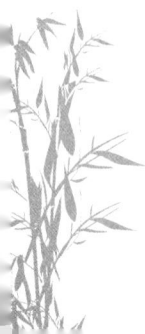

第十节　论药性

　　我认为，用药首先用的是药性，而不是功效。中国传统文化重视人性。佛家的空，道家的无，儒家的致良知，说的都是一个东西——人性，也就是人的秉性。医家说的修身养性也是这个性。这个性是看不见的，所以其来不可往，其往不可追。性在人，则为神，藏于心，心主神志。这个性虽然不能看见，但可以感知。空中之机，清净而为。人性本来是清静的，只是由于社会因素向其中加入了不少元素，故使人性变得不清静了。人性只要不清静，就会在人的身体中以病态的形式表现出来。我们可以通过人的外在表现去分析这种病态。性动则神动，神动则形动。我们的舌象、面象、脉象都是人性的外在表现。我们可以通过一个人的面象知道他大概多少岁。10岁的人有10岁的象，50岁的人有50岁的象。病象也是如此，只是更细微一些。医者就是通过这些外在的象，反推其内在的性。中医将性分为五类，也就是五行性。药也有五性。治疗用药，就是用药的五性来调人的五性。所以药不能乱用，要结合自然规律。用药也要看病情变化而定，不能套用。

　　举一个简单的例子，现在很多人喜欢用寒凉药治疗烧烫伤。如果从中医的角度来讲，用寒凉药好像没错。热者寒之，既然是烫伤，定是由热导致，我们用寒来治疗就可以了。临床用寒凉类药物治疗烧烫伤是有一定效果的，但是大家有没有发现，很大一部分患者用这类药治疗反而会加重感染。也就是说，外敷寒凉药反而导致局部化脓了。出现化脓感染便不能按照治疗烧烫伤的方式来治疗了，只能按照疮痈类疾病来治疗。这就是变，病变则法变。为什么用寒凉药治疗会出现感染化脓这种情况呢？大家都知道温水煮青蛙的故事吧。如果这个水是开水，将青蛙丢进去，青蛙绝对会逃跑。如果我们在翻滚的油锅里加入冰块，那么一定会炸锅。再举一个例子，人在寒冷的冰雪中因为冻伤晕倒了，该如何治疗呢？是直接用火烤吗？当然不是。患者本来是受冻所致的晕厥，如果直接用火烤，则会将寒气内逼，使寒邪攻心，后果不堪设想。人受寒晕厥，正确的处理方法是先

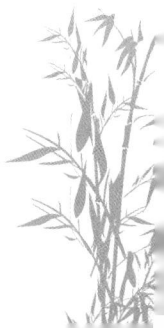

用雪将身体搓热，再用火烤。另外，为什么现在夏季和冬季患感冒的人比以前多呢？因为现在室内多有空调、暖气，这会导致室内外温差过大，正气弱的人必然受邪。其实一句话就可以概括"寒热交集，交点杀人"。气温变化太大，人体是无法适应的。所以说要温水煮青蛙，最开始将青蛙放到冷水中，由于水温是逐渐升高的，青蛙对温度逐渐适应，当它意识到有危险时就已经逃不掉了。烧烫伤如果用寒凉药治疗，就会导致温差太大，寒凉药反而将热向内逼，导致热邪内入，焦骨烂肉，加重感染。所以，对于烧烫伤的治疗，我们可以用温性药将体内的热向外提。

我治疗烧烫伤时常常使用刘寄奴。不少本草医籍都提到这味药可以治疗"汤火伤毒"，也就是烧烫伤。我用它来治疗烧烫伤是偶然也是必然。刘寄奴这味药是伤科常用的一味药，我学习中药外敷配伍时经常要查找《药典》，目的是了解每一味药的药性。当我查看刘寄奴时，发现几本中药相关专业书籍都提到其可以治疗烧烫伤。结合对药性的理解，我认为这是一个很好的治疗烧烫伤的药。我第一次运用这味药就是治疗我的儿子，他当时1岁多，那时我还在老家开设骨伤门诊。有一次在厨房做饭时，我不小心将煮腊肉的锅打翻，锅里的开水直接将儿子的右手和前胸烫伤，当时起了不少水疱。家里没有烫伤膏，我就想到刘寄奴可以治疗烧烫伤，便抓了一把刘寄奴将叶搓碎，用香油调敷烫伤处，很快就止痛了。后来儿子身上也没有留下任何瘢痕。我第二次运用这味药治疗的是在我诊所隔壁开铝合金门窗店的老板。在焊接过程中，因为氧气泄漏，他的脸被烧得焦黑。我也是用这个方法对其进行处理，后来也没有留下瘢痕。之后，我又用这个方法治疗了很多烧烫伤的患者。去年，一个中风后遗症患者因为肢体感觉异常用 TDP 神灯照射踝部时，由于照射时间太久导致踝部红肿。医院给其用烫伤膏外搽，结果两天后患者踝部反而红肿得更加严重，皮肤开始溃烂。当时我们医院的刘寄奴刚好用完了，我让患者家属到外面的药房去购买，结果跑了几家药房都没有这味药。我想到我治疗烧烫伤的用药机制，于是选用了另外一味药——透骨草，这味药的药性也是温性。我还是用香油调敷，第二天患者踝部红肿消退一半，治疗几天后痊愈。讲这些就是希望大家明白"人与天地相参"，我们诊断的时候要结合自然、结合生活去考虑，用药也是如此。

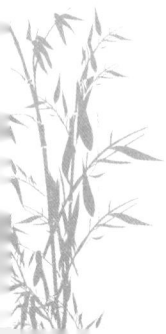

第十一节　论髋关节错缝

髋关节错缝主要见于儿童，但我在临床中发现，成年人发生髋关节错缝的并不少见。小儿髋关节错缝常发生于儿童能够跑跳之后，但因为儿童的韧带柔韧性比较好，所以常常当时并不会感觉疼痛，大部分是第二天起床后家人看见其跛行才来就诊。小儿髋关节错缝的发生原因多为孩子在跑跳过程中，股骨头突然偏离本位，髋关节的关节囊因为负压作用被吸入关节腔，当股骨头回纳关节腔的时候，就会卡压关节囊。我们通过观察能够发现，受伤一侧的下肢比健侧要长。针对这种情况的复位方法是医生一手拇指压住患者患侧的腹股沟，另一手做问号复位法，复位后对比两下肢是否等长，等长就说明复位成功。这里需要特别提示的是很多家长没有重视小儿髋关节错缝，导致股骨头发生骨骺炎，最后甚至出现股骨头坏死。所以家长一定要关注孩子的成长发育。

髋关节错缝不只发生于年龄较小的儿童。我先给大家讲一个案例。患者，男性，15 岁，双髋反复疼痛 1 年，曾经做过核磁共振检查，诊断为双侧股骨头坏死 1 期。他来就诊的时候拄着双拐，双足不能用力着地，用力即感两侧大转子后侧有筋扭曲疼痛。当时是其母亲陪着他来的，一进诊室就要求我给他进行输液治疗，说他之前也有过这种情况，每次都要输液治疗 10 多天疼痛才会缓解。患者此次就诊时疼痛已经加重 10 天，且发作很频繁。我在问诊后了解了他来我院就诊之前，曾经在一个同行那里连续治疗过 3 个月。因为他的疼痛是反复发作的，所以每一次疼痛发作时，医生都按滑囊炎处理。这里需要给大家说明一下，我发现只要是关节出现问题，核磁共振或者 CT 检查的结果都会提示关节腔内有少量积液。绝大部分临床医生会根据这个检查结果诊断为滑囊炎，并且按照滑囊炎的思路去治疗。比如临床常见的膝关节问题。我发现大部分膝关节疼痛的中老年人只要是去做 CT 或者核磁共振检查，都会提示半月板损伤、关节腔内有少量积液。然后大部分医生就会顺着治疗半月板损伤的思路告诉患者需要长期服药。

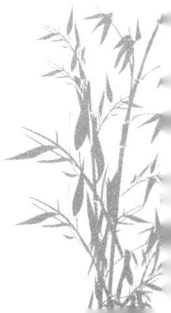

事实上，他们的膝关节疼痛常常是由于交叉韧带出现拉伤造成的。我在临床中发现，大部分行走时感觉膝关节疼痛，特别是上下楼梯时疼痛加重的中老年人，只要运用手法摇一摇其膝关节，都会感觉疼痛立即缓解。我说这些就是希望大家不要拘泥于检查结果，要重点关注两个问题，一个是骨（关节）错缝，另一个是筋出槽。我认为只要把这两个问题理解清楚，80%的疼痛都可以解决，而且效果非常理想。

回到前面的话题。我没有听从其母亲说的，因为我不能仅凭影像学检查结果就做出诊断，我必须亲自给患者查体，这也是我看病的规矩。我让患者在床上平躺，检查发现其双侧腹股沟无明显肿胀。这里需要给大家讲一下，髋关节是人体最大的关节，如果是滑囊炎，首要表现就是腹股沟肿胀。这个患者的腹股沟并没有明显的肿胀，而且我发现其双侧股骨大转子，特别是右侧大转子偏离本位而后移。髋关节错缝的主要表现就是骨骼偏离本位。于是我对其进行了4字试验。一般来说，4字试验是判断骶髂关节病变的一种检查方法，但其对于髋关节同样适用。髋关节错缝或者滑囊炎的患者4字试验都为阳性。4字试验的具体操作方法是被检查者平躺于床上，一腿伸直，医生提起另一侧小腿置于伸直腿的膝上弯曲下压（即两腿构成一个"4"字），以观察是否诱发同侧骶髂关节疼痛。正常人盘起一侧的膝盖是能够很轻易地碰到地面或床面的。对于婴幼儿，我们在临床中还要给其做蛙式试验，就是同时将其双腿屈髋屈膝，外展外旋，看双侧大腿能不能平落于床面，如果不能平落于床面，就代表髋关节存在问题。

通过检查，我对这个患者做出诊断，认为其是髋关节错缝引起的疼痛，当即予以调整髋关节错缝。经过调整后，患者立刻能够下地，而且可以不用拐杖行走，自觉疼痛减轻大半。也是因为这种立即的疗效，患者母亲对我刮目相看，并十分信任我。据其母亲描述，之前的医生要求患者挂拐行走，不让他下肢用力，导致两腿比以前细很多。其实，这种情况叫作失用性萎缩。我们人体的肌肉只有用力才会健壮，如果不用力，肌肉就会出现萎缩，这就是失用性萎缩。若肌肉总不用力，关节囊和韧带也会出现萎缩而变得松弛。关节囊和韧带是固定关节的，它们出现松弛就不能正常约束并固定关节，就会出现稍稍用力股骨头便偏离本位而出现错缝的情况，出现错缝患者就会疼痛。这也就是其之前疼痛反复发作的主要原因。我一改

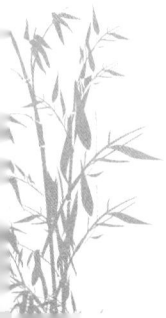

之前医生的建议，让患者先拄拐行走但自己也要稍稍用力，然后逐渐去拐而行。为什么这样建议呢？原因有三：其一，肌肉萎缩会导致下肢无力，如果不用力，肌肉萎缩会更加严重，所以力量的恢复是很重要的。其二，我们的血液循环虽然主要与心脏的搏动有关，但和肌肉的运动挤压也离不开关系，运动有利于血供的恢复。其三，关节软骨中没有血管，关节液给关节软骨提供营养，通过关节挤压形成关节软骨的代谢。股骨头坏死最早的表现是关节软骨变薄，关节软骨与股骨头的修复有直接的关系。所以，我建议患者要逐渐加强运动，但不能做跑跳运动。第二次复诊时，患者自述疼痛缓解很多，已经可以不用拐杖行走了。治疗 5 次后，患者已基本没有明显疼痛。我讲这个案例是希望大家不要局限于一些影像学的检查结果，以免先入为主，限制我们的思考。

在临床中，成年人髋关节错缝以向后错缝最为多见。成年人髋关节错缝导致疼痛的主要表现形式为下肢疼痛，多为股骨大转子后侧沿着髂胫束后侧的牵扯性疼痛，不用力时常常疼痛不明显，一旦患侧下肢用力，就会感觉股骨大转子后侧扭曲牵拉，疼痛放射到髂胫束后侧。因为这类患者表现为下肢外后侧疼痛，所以不少医生会当作腰椎间盘突出症治疗。而大部分此类患者的腰部是没有明显疼痛的，极少部分会在痞根区域存在压痛。这里需要注意的是，患者痞根区域并不会自觉疼痛，而是在我们处理的时候，发现此处有筋结，按压筋结患者才会出现疼痛。为什么大部分医生会认为这类患者是患了腰椎间盘突出症呢？因为我们现在坐的时间比较长，大部分成年人都会有椎间盘突出。但很多人的椎间盘突出并没有压迫刺激神经根，所以无临床症状。正因为如此，临床才会将有症状的腰椎间盘突出称为腰椎间盘突出症。根据我的经验，临床只要发现患者在股骨大转子后侧用力时出现疼痛，且牵扯大腿外后侧疼痛的，绝大部分都是髋关节向后错位引起，予以调整错缝，患者就能下地行走，双腿就可以立即受力了。

髋关节向前错位在临床中比较少见，其主要表现是股四头肌内侧边缘牵扯性疼痛，疼痛会由腹股沟牵扯到膝关节内侧。对于这种情况，我们采用后压的方式进行复位就可以了，患者的症状会立即得到改善。不过这里要给大家说明一下，股骨头坏死早期的疼痛特点也是腹股沟疼痛放射到膝关节内侧疼痛，也有部分患者表现为膝关节内侧疼痛牵扯大腿下段疼痛。

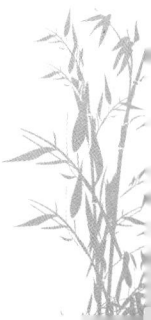

所以遇到类似的症状，我们最好让患者做髋关节检查，以利于早期诊断，避免误诊误治。南宫门秘传药酒对股骨头坏死的恢复有很大帮助。我们可以直接用药酒敷在髋关节，然后用灯烤，这比单纯敷药、吃药的效果要好很多。以前有一个患者股骨头中间有明显空洞，但还没有塌陷，我便对其使用这种方法，并配合交替外敷陈伤外敷散与强筋健骨外敷散，内服以阳和汤为主方加减的方剂，两个月后空洞消失，骨小梁恢复连贯。

第十二节　论第十一胸椎错缝

我给大家讲一个小故事，就是在我们医院发生的事情。患者，女性，53岁，一进医院就对我说："王医生，你真是一个'神医'啊，我的腰经过一次治疗就不痛了，今天孩子非要我再来复诊一次。"这是怎么回事呢？故事还要从上个周六说起。当时这个患者自述腰部疼痛10多天，一直在成都市郫都区的一家医院治疗，症状没有改善。来我处就诊时，患者直不起来腰，需要搀扶才能行走，腰部稍稍伸直一点就感觉不能承受上半身的重量，骶髂部也感觉有剧烈的牵扯性疼痛。其自带 CT 检查结果显示 $L_{4\sim5}$ 椎间盘突出。患者说之前那家医院给出的诊断是腰椎间盘突出症，液也输了，针也打了，药也敷了，就是不见好转。患者女婿也说治疗10多天了，一直没见好转，突然想到我是从事骨伤的，之前几个亲属找我看过病都说疗效不错，所以专程过来找我求治。

我通过查体发现该患者的腰骶部是柔软的，骶髂关节边缘有轻微压痛。看来不是腰的问题，那问题出在哪里呢？我由腰部向上找，先检查胸腰结合部，再检查背部（循筋拨点疗法的一大原则就是下病上循）。我发现，患者第十一胸椎棘突向右侧偏歪，两侧的肌肉有些僵硬，再按第十一胸椎棘突右侧夹脊区域，发现压痛非常明显，且患者自觉疼痛放射至裆部。于是我按揉了几下其第十一胸椎两侧的肌肉，使肌肉放松后让患者侧卧，接着扳她的腰部，然后听到"嘎嘣"一声，再摸第十一胸椎棘突，发现其位置好像恢复正常了。我让患者下床活动活动，患者突然大声说了一句："我可

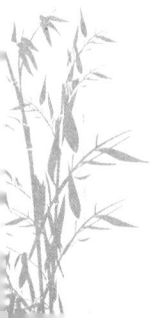

以站直了，腰也能承受一部分重量了。"而后我又在她的两侧上关上区域摸到疼痛点，拿起毫针刺进去，然后又在她的外关区域高凸处再刺两针（由下向上斜刺）。针刺后，我让患者带针出去走走，再做几次下蹲动作。十多分钟后，其症状缓解十之七八。我又给患者外敷了陈伤外敷散。这就是整个治疗过程。这个患者究竟是什么原因导致的腰部疼痛呢？后来据我了解，她一直帮女儿女婿照顾孩子。结果今年开年，女婿的工厂有点忙不过来，她便非要去帮忙，干点杂活。平时不经常干重活的人突然去干重活，弯腰的次数必然增多。弯腰动作做多了主要损伤的是髂腰肌。髂腰肌由髂肌和腰大肌构成。腰大肌起于第十二胸椎，下端止于股骨小转子。如果我们的腰部挺直，这块肌肉收缩就可以使大腿屈曲、外旋。如果我们的下肢伸直，这块肌肉收缩就会让躯干前倾，也就是弯腰。对于重的东西，我们多需要直接弯腰去搬。而面对不是很重的东西，我们有时会选择将腰部偏于一侧，侧着弯腰去拿。这个侧弯姿势必然会让我们脊柱两侧的肌肉用力不均衡。如向右侧弯体位做得过多，则右侧髂腰肌收缩力度就大于左侧，腰大肌起点第十二胸椎右侧横突受到牵拉的力度就会大于左侧，这会顺带导致第十一胸椎椎体左偏，而出现错缝。为什么第十一胸椎出现错缝后不疼痛，反而在腰骶部出现疼痛呢？这就是作用力与反作用力的关系。我们治疗疾病时，思维方式不要僵化。《道德经》开篇就说："道可道，非常道。"这句"道可道"，无论是正着读还是反着读，都是同样的三个字，读音不变，所以叫"非常道"。我们如何反向思考腰部伸直，症状加重的问题呢？其原因就是腰大肌起点受到刺激，必然会影响到其止点，止点就会出现反射性的痉挛，止点痉挛牵扯的不单纯是腰大肌，而是髂肌和腰大肌同时牵扯，髂肌比腰大肌短，所以反射得快。髂肌的另外一个附着点在髂窝，髂肌由下向上收缩，就会让髂骨前倾，而导致骶髂关节反射性牵拉，这就是骶髂关节区域反而出现疼痛的原因。而反向传导腰大肌的牵扯力也在腰骶部分散，没有继续上传（患者保护性地不伸直腰部，而是保持弯腰体位）。这就是我分析出来的引起其疼痛的原因。我们针对这种情况又该如何治疗呢？

脊柱无处三角，腰部正常的三角关系是等腰三角形。第十一胸椎错缝会导致三角形的两条边长不一样，这也就代表两侧受力不同。我们治疗的目的就是将这个三角形恢复到正常位置，以达到受力均衡。只要两边的受

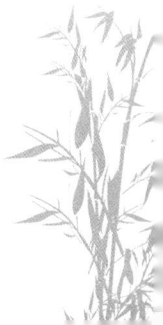

力均衡，症状自然也就随之消失。

虽然这个患者的 CT 检查显示腰椎间盘突出，但其临床症状与此并无关系。这也就是之前的医生处理没效果的主要原因。

第十三节　对脊中的一些其他临床感悟

我在"运动腹痛看脊中"中已对脊中进行了较为全面的论述，本节我还想对其进行一些补充。

我在临床中发现，食欲不佳的人（儿童多见）脊中区域会后凸。对此我进行了总结，我认为看到儿童这个区域后凸，就可以判断其食欲不好，可能有厌食症；如果这个部位前凸，则代表食欲好。我还发现体形偏胖的人这个部位都是前凸的。临床中，我们可以根据患者所表现出来的体征，了解其真实情况。这就是中医所说的"有诸内者必形诸外"。为什么观察这个部位可以推断出患者的饮食情况呢？第十一胸椎旁的腧穴是脾俞，第十二胸椎旁的腧穴是胃俞。所以如果这个部位出现错缝，必然会影响饮食。脊中区域后凸就会没有食欲，脊中区域前凸就会食欲大增。所以对于儿童厌食症，我们也可以通过处理脊中区域来治疗。

我再举几个通过患者的外在表现，就可以知道其内部问题的例子。比如我发现女性上眼睑发黑的，白带一定存在异常。上眼睑是脾的反射区域，这个区域发黑（黑，水也），白带定有异常。另外，耳垂上有横纹的人大多患有心脏病。中医四诊中为首的就是望诊，望而知之谓之神。如果医生在看病时，通过望诊就知道患者的大致情况，患者会更加佩服这位医生。更简单的例子是疼痛，如果患者就诊时用手捂着腰，定是腰部出现了问题；如果患者就诊时用手托着肘，定是上臂或者肩部出现了问题。

我们还是再说一说脊中区域。我发现，下肢外侧疼痛的患者脊中区域大多也有异常。腰部伴随下肢外侧疼痛，CT 检查示 $L_{4\sim5}$ 或者 L_5 至 S_1 椎间盘突出，但临床处理腰部效果往往不是很好的患者的腰部多是柔软的，而胸腰以上部位反而会有明显的僵硬或者压痛。对于这种情况，我们处理脊中区域后，患者下肢外侧疼痛往往会立即得到改善。

我在以前写的一篇文章《交经缪刺话痞根》中提到过取一侧肩胛可以治疗对侧下肢疼痛，这也让我对缪刺有了深刻的理解，对拿闩法也有了深刻的认识。我简单举个例子来介绍拿闩法。如左侧腹股沟疼痛或者存在腹股沟肿块，我们可以提拿几下右侧肩胛，症状能够马上得到改善。拿闩法对于腹股沟韧带拉伤的治疗效果也是不错的。

让我对治疗下肢外侧疼痛体会最深刻的是有一次我在交流会结束后体验了万朝霞老师的手法，这让我学会了万朝霞老师调整胸肋关节的特殊手法。之后，我也在临床中验证此法。在验证万朝霞老师手法的同时，我发现调整胸肋关节可使不少下肢外侧疼痛的患者得到改善。我又联想到自己总结的交叉力线，让我对脊中区域倍加重视。我还发现不少下肢外侧疼痛的患者存在第十一胸椎或第十二胸椎错缝，调整这个部位的错缝后，患者下肢外侧疼痛会立即得到改善。由此可以看出脊中区域非常重要，是上下枢转的中枢。缪刺，也就是八字针法的交叉部位也是脊中。脊中于躯体前面对应的位置正是中脘，而中脘也是一个很重要的穴位。

当然，脊中区域可能还有很多"神奇"之处是我们现在还没感悟到的，这部分就需要大家进一步探索了。总结一下我对脊中的主要感悟，包括以下4点：①能够治疗腰痛伴腹部症状；②能够治疗饮食异常；③能够治疗腰痛伴下肢外侧疼痛；④能够治疗腰骶部疼痛。

第十四节　肩周炎的治疗理路

肩部疼痛不一定是肩周炎。不少刚刚进入临床的医生一看见肩部疼痛就以为是肩周炎。肩关节滑囊炎、肱二头肌腱炎、冈上肌腱炎等都会有肩部疼痛的情况。所以，我们不能一看见肩部疼痛，就诊断为肩周炎。

肩周炎有三大特征：第一，肩部疼痛，疼痛部位以肩关节周围为主。其中"周围"两字需要我们注意。因为不少疾病导致的肩部疼痛常常局限于肩部的某一个区域。这是疼痛区域的划分。第二，肩部功能障碍，也就

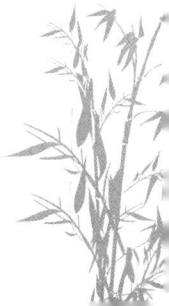

是肩部活动受限。这里需要注意的是活动度，肩周炎会导致肩部上举、内收、后伸都受限。而肱二头肌腱炎的疼痛部位主要在肱骨结节区域，主要表现为肩部后伸活动受限。冈上肌腱炎的疼痛部位以肩胛冈上区域为主，主要表现是肩关节外展至 60°～120° 时出现疼痛，呈现出一个疼痛弧。第三，夜间疼痛加重。不少肩周炎患者的早期表现是夜间肩部酸胀不适，严重的甚至因为夜间疼痛导致不能入睡。所以诊断肩周炎之前一定要把这三点搞明白。不能说存在肩部疼痛就是肩周炎，也不能说肩部某一个活动范围受限就叫肩周炎。

肩周炎的诊断标准之一：肩部周围疼痛，肩部多个方向活动受限，肩部夜间疼痛加重。肩周炎的诊断标准之二：年龄。肩周炎好发于 50 岁以上，所以也叫五十肩。为什么 50 岁以上的人容易患肩周炎呢？西医学认为，肩周炎与激素分泌有关。50 岁以上患肩周炎的主要是女性。女性在 50 岁左右进入更年期，激素开始紊乱。肩周炎正好在这个时间段好发，所以西医学认为其是激素紊乱引起的。人在 50 岁之前也有类似情况，可不可以诊断为肩周炎呢？人在 50 岁之前也可以患肩周炎，不过 50 岁之前的肩周炎主要是创伤后遗症，所以也叫创伤性肩周炎，这类人群大多有外伤史。

中医学认为，年过五十则阳气衰，阳气衰则温煦乏力，夜间疼痛就会加重。也就是说，阳衰则抵抗力下降，抗风寒的能力降低，所以机体对外界温度变化特别敏感，就会感觉有风向肩部里面灌，所以肩周炎也叫漏肩风。

中医常常讲阴阳，阴阳是相辅相成的，是一种和合状态，阴随阳升，阳随阴长。我认为五十而阴气自半，阳气也自半。这个时候我们的身体功能开始逐渐衰退，所以 50 岁是机体衰老的一个转折点。很多人在 50 岁以后容易患病，我想也是源于此。《素问·生气通天论》言："阳气者，若天与日，失其所，则折寿而不彰。"这句话说的是，阳气在人体中是具有非常重要的作用的，它就好比天上的太阳始终贯穿主宰我们的人体，有阳者生，无阳者死。所以，人首先要顾护的就是我们的阳气。机体的生长发育是离不开阳气温煦的。阳主温煦，人体的阳气如果衰减，那么阴就无所化。阴要靠阳来化，如果阴没有阳，就不会化生为正常的血，反而会化生为浊阴，浊阴则会凝结，凝于肩部就会成为肩痹，也就是肩周炎。"阳者卫外而为固

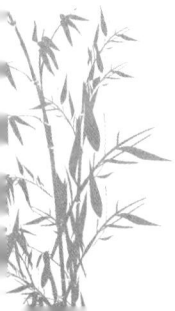

也。"卫气其实就是阳气的一种表现形式。卫气白天循行于体表，晚上循行于深层组织。如果阳气（卫气）在夜里不能正常入里温煦我们的肢体，温煦我们的内在组织，就会导致夜间疼痛加重。很多癌症患者都是晚上疼痛得比较严重。很多患心脏病的人的死亡时间都在凌晨 1～2 点。这可能就是因为此时患者的阳不入阴。很多年老体虚的人不能正常进行阴阳转换，严重者出现阴阳离决就会死亡。所以阳气很关键。

《灵枢·邪客》提道："肺心有邪，其气留于两肘；肝有邪，其气流于两腋；脾有邪，其气留于两髀；肾有邪，其气留于两腘。"其中，"肝有邪，其气流于两腋"这句话值得大家注意。这里的两腋我认为也包括两肩，所以肩部的问题可以通过肝来治疗。《素问·至真要大论》中也提到过治疗本病的原则，其中有一句话是"谨守病机，各司其属，有者求之，无者求之，盛者责之，虚者责之，必先五胜，疏其血气，令其调达，而致和平，此之谓也"。这句话就是说我们要抓住问题的根本，通过五胜的方法来寻找真正的病因，所以说"必先五胜"。五胜也就是通过相生相克的关系来寻找疾病究竟是什么原因引起的，然后采用针对性的方法来治疗。对于肩周炎的治疗，我们可以找肝的问题。人到达一定年龄而阴气自半的前提是肝不实。肝为木，肝虚则木虚，木虚就不能正常生火，所以有时候肩部会怕冷、怕风。肝木虚则不能正常制约土（脾胃），就会出现"水土流失"，也就是水湿为患的表现。另外，肝虚还能出现子盗母气的现象，也就是说肝虚会导致机体盗用肾气，所以会出现肾虚的情况，最后肝肾都会表现出虚象。

所以，临床中我们治疗肩周炎大体从三个方向入手，而重点是木不制土和子盗母气这两个方向。可能很多人都知道有一个方子叫作指迷茯苓丸。这个方子能够治疗肩周炎，还有一些网络文章将其称为治疗肩周炎的"神方"，这也表明其治疗肩周炎的效果是非常好的。这个方子主要针对的就是肝虚不能制土，水湿为患的情况。《金匮要略》提道："见肝之病，知肝传脾，当先实脾。"指迷茯苓丸适用于肩周炎的哪一个时期呢？其适用于肩周炎急性发作期，也就是疼痛期，症状最典型的时候。实际上，这个时期就是水湿集聚而形成痰凝的时候。临床表现为肩不能动，一动弹就疼痛得厉害，用手法轻轻按揉肩部则发红，这种情况用此方效果非常好。

西医针对肩周炎疼痛期最常用的治疗药物是地塞米松。地塞米松是一

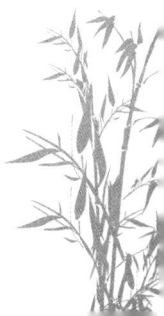

种激素。其实我们中医也可以采用类似的方法。臧老认为，肩周炎是人体激素分泌失调引起的，而振腹可以改变人体的激素水平。中医通过脾（土）来治疗肩周炎，所以重点应放在调土。我受臧老思想的影响，通过振腹的方法来治疗肩周炎。因为急性期的患者其患肩根本不能用手触摸，所以我们只能在其他地方做手法治疗，于是我选择了振腹的方法。

我喜欢用中医的宏观思想去思考问题。中医有句话叫"土枢四象"，腹为至阴之地，所以肩部问题可以通过调脾来治疗。另外，治疗水湿为患亦需调脾。所以我认为，通过调理中焦，将脾不能正常化生气血的状态转变为正常状态。同理，通过振腹可以改善肩周炎急性期的症状。

我在临床中应用振腹疗法治疗肩周炎急性期的效果是非常好的，但是对于慢性肩周炎的疗效则不是很好，所以一般还需要用四神丸合真武汤。当然，我们还是要看患者的临床表现进行加减，但可以以此方为主，效果非常理想。

在多年研究循筋拨点疗法的过程中，我也通过一些现象发现处理肩部上举和后伸的方法。比如患者肩部无法后伸时，我们可以处理其乳突下点，也就是在胸锁乳突肌前下方和锁骨下找敏感点。一般情况下，揉按此处以后，肩部立即便可以后伸。对于肩部上举不利的问题，我们可以按揉天髎来解决，效果也是非常好的。当然，手法治疗针对粘连不是很严重的情况，常常能够有立竿见影的效果，但是对于一些严重的情况，效果往往不是很理想。我在治疗中也曾经采用过一些其他方法，虽然都起到了一些效果，但是都不太理想，有的只是能够缩短患者的治疗周期。所以，我还是从"肝有邪，其气流于两腋"出发，从肝入手。

肩周炎有个典型的特征，就是夜间疼痛加重。由此我联想到了中医有一个典型的方剂叫作四神丸。四神丸是治疗五更泻的方剂。五更泻的主要表现是黎明泄泻，肠鸣脐痛，泻后痛减。在临床中，很多疾病都会有黎明（凌晨）疼痛加重的表现，比如有些腰痛的患者也是凌晨疼痛加重。受四神丸治疗五更泻的影响，我联想到五更腰痛是否也能用此方治疗，因为两者的机制是一样的。于是，我采用四神丸来治疗早上5点左右腰痛加重的这类患者。一般情况下，这类患者在这个时间段腰部胀痛是非常严重的，根本没有办法入睡，活动后症状马上缓解，然后又可以继续入睡。使用后我

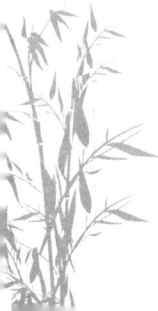

发现，通过四神丸加减，是可以治疗五更腰痛的，且效果很好。后来遇到很多夜间（时间多为凌晨 1～3 点）疼痛的疾病，我都会用这个方子进行加减，效果很好。所以，我在治疗肩周炎，特别是治疗肩周炎后期时（因为肩关节早期夜间疼痛的表现不是很明显，肩周炎后期疼痛更为严重，粘连期时白天反而不是很痛，晚上却痛得厉害），对于夜晚疼痛很严重的情况，便多采用四神丸加减来治疗，有的时候还用四神丸配合黄芪桂枝五物汤来治疗，皆取得了满意的疗效。

中医强调，内调病机，外司其属，内外同调，内外兼治。内治的原理我们已经很清楚了，那么外治采用的是什么原理呢？就是调气。我用这个理念采用针刺穴位的方式来治疗肩周炎，效果还是非常好的，往往能够立竿见影。如何运用针刺的方法治疗肩周炎呢？我刚才也介绍了，早期是以手法揉按为主。可能有很多医生还是建议让患者用力上举肩部，或者采用"爬墙疗法"，但我在临床中发现，其实这些疗法效果都不是很好。我刚才也介绍了，肝虚会影响以下几个方面：一是不能生火。火在中医里指的是心，所以我取了心经原穴——神门。二是子盗母气。治疗肝虚就要滋水涵木，从肾入手来补肝，所以我取了肾经原穴——太溪。我在太溪和神门处运用以补为主的手法，比如烧山火。另外，我还选取了三阴交，虽然它是脾经的穴位，但也可以通肝。我所取的三阴交，不是穴位这一个点，而是这片区域。正常人的三阴交处应是平坦的，我在临床中发现，有些患者的这个区域会有明显的高凸，用手触摸的时候会发现有明显的筋结点。此时针刺这个点效果则是非常好的（针刺方向向上，顺经为补）。肝虚也会导致肝气的升腾乏力，就会出现肝郁。临床中通常采用利胆气来疏肝郁，所以我在胆经上取了一个我在临床中总结出的经验点——解脉点（膝关节外侧间隙的敏感点）。这个点既有解痉的作用，也可以治疗全身多种疾病。另外，还有一个穴位叫跗阳，"跗"通"扶"，说明其可以扶助人体的阳气。临床中通过针刺同侧的太溪、跗阳、三阴交、解脉、神门，然后让患者活动肩部，肩部的活动度大多会得到立即改善。中医强调经之所过，主治所及，五输穴中"输主体重节痛"。如上肢外展外旋受限可以加肺经的太渊，大肠经的三间；如上肢内收障碍可以加小肠经的后溪。针后均要活动肩关节，我将其称为"动态针法"。

无论是内治还是外治，均体现了理路的重要性。我现在治疗肩周炎的

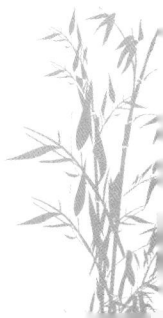

理路就是从肝入手，有者求之，无者求之。通过对肩周炎病机的深入思考，我自己总结了一个针对顽固性肩周炎的方子，临床运用效果非常好。

【肩周炎内服方】

淫羊藿 12g	吴茱萸 8g	五味子 12g	补骨脂 20g
草果 10g	山药 20g	芡实 50g	陈皮 10g
姜半夏 10g	茯苓 25g	白芍 10g	龙骨 20g
桔梗 12g	生姜 20g	大枣 60g	

我再讲一下针刺穴位的要点，以解脉点举例。我们需要用一手压针尖，仔细感受针尖的感觉。用针，得气是关键，而得气主要是针尖处的感受，所以针刺时要有一个押手。我认为押手不只像教材里面说的有帮助进针的作用，其还有一个主要作用是感受针下的气感，特别是平刺时，如果仔细触摸针尖，就会感受到针尖处有气动的感觉。针刺（针灸）包括三大要素：第一，选穴。穴要找真穴，而不是所谓的标准穴。有的人认为刚刚毕业的学生找穴位是最准的，因为他们是按教材的标准去找穴，而在临床工作时间长了的医生反而找不准穴位。但他们真的是找不准吗？不是的，他们是用自己的经验找穴。第二，针法。补泻全在手上，手感决定针感。第三，方向。方向其实是最好把握的，只要掌握顺经和逆经的问题就可以了。除了这三点，深浅问题也需要我们注意。

深浅取决于两个因素：第一，时间。春夏刺浅，秋冬刺深。这是为什么呢？这是因为卫气春夏在表，秋冬在里。我们用针能够取得效果的原因在于针引阳气，这里的阳气主要指的就是卫气，所以针刺深浅与时间有一定关系。第二，病情的轻重。一般来说，初起病在表，病久则入里，在表浅刺，在里深刺。

第十五节　闲侃脑瘫

现在，儿童脑瘫的发病率较以前有所增加。但是，我认为其中有不少孩子是假性脑瘫。为什么说是假性脑瘫呢？现在的父母一旦发现孩子行走迟缓就会去医院检查，只要有下肢无力的情况，医院大多会诊断为脑瘫。父母如果接受了这个诊断，孩子就会开始被动接受相应的治疗手段。误诊、误治等原因，影响了孩子的生长发育。为什么现在越来越多的孩子会出现下肢无力、生长迟缓的现象呢？我认为可能与以下几点有关：①现在的家长都很重视孩子，常常出现四五个人一起照顾一个孩子的情况，孩子被抱着的时间比在地上玩的时间多，这会导致其"接地气"的时间不多。②现在房子的楼层比较高，我认为7楼以上基本不"接地气"。③很多父母担心孩子娇嫩，不敢让孩子多晒太阳。④孩子总是被抱着，大人的体温加上孩子本身的体温，会导致孩子容易形成内热。这也是现在的孩子常会反复发热的一个重要因素。内热耗津，则容易形成痿证。⑤现在的家长常常会选择母乳搭配奶粉的喂养方式，而大部分奶粉是偏凉性的，会影响孩子脾胃的运化。地气、天气都是宇宙的一种能量。人生活在地球之上，天气、地气就会对人产生影响。天气、地气对人体有哪些影响呢？我认为天气主要是阳气，也就是太阳的能量。我们在夏季常常会晒棉被，棉被晒后会比较松软。再以树木举例，有阳光照射的树木会比没有阳光照射的树木长得高大茂密。这些均说明阳气有松物的作用，有向上提升的作用。如果我们将石头放在泥土上，一段时间后会发现石头有一部分会下沉到土里。我们种植的花草树木，其在土里的根也会越来越长。这些均说明土有向下拉伸之力。人类生活在地球之上，阳光的照射可以促进我们的生长，而多接触土地我们的下肢才会更有力气。故而对于下肢无力的孩子来说，我的首要建议就是让其多在有土的地方行走（不会走路的孩子也要在有土的地方玩耍）。这样多"接地气"（土气），孩子的下肢才会逐渐有力气。有的家长会问在沙子里面玩耍可以吗？我是不建议孩子玩沙的。我也听说过不少家长说带孩子在海边玩沙后，孩子会出现皮炎，还有不少孩子只要去海边就会出现腹痛的情况。这是为什么呢？沙属于细小的石头，中医将其归于金，金可以收敛耗损阳气。而海边湿度又比较大，这就会导致身体湿气加重，故而会出现湿疹或腹泻的情况。所以我不建议下肢乏力的孩子玩沙。另外，孩子应该多晒太阳，当然我所说的晒太阳不是暴晒，而是选择阳光比较柔和的时候去晒。对于药物治疗，我们当以健脾为主，脾胃在中医里属于土，调脾就是调土。我不建议这类孩子喝牛奶，而是建议他们多喝粥油。我们

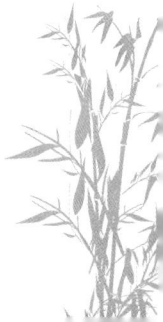

传统的粥油比牛奶的营养价值高多了。用大米、小米熬粥后，很大一部分营养进入汤中；粥熬好后，冷却一段时间，便可发现在粥的表面浮着一层细腻、黏稠、形如膏油的物质，中医把它叫作米油，俗称粥油。粥油益气健脾的功效堪比人参。所以我建议多给孩子喝粥油。临床中我治疗过几十例此类患者，我发现有很大一部分都是假性脑瘫，通过内服调理脾胃的方子，再让孩子多接地气、多晒太阳，大多很快痊愈。对于真性脑瘫，调脾促进气血生化效果也是不错的。

第十六节　腹部绞痛肾关寻

　　我先从一个案例谈起，那是 2016 年 6 月的一天，我还在医院上班。当时我所在科室的旁边是结石科。这天一个中年男性患者因右侧输尿管结石要做碎石治疗。我们都知道，碎石之前一定要保证膀胱充盈，但这个患者来之前刚刚排过尿，于是他就坐在门口候诊的椅子上喝水等着膀胱充盈。其在等待的过程中，由于腹部疼痛一直哀号。结石导致的疼痛是拘急性疼痛，非常严重。只见患者面色苍白，冷汗淋漓，右手压着右侧腹部，佝偻着腰，一阵阵干呕。结石科医生予以注射具有解痉镇痛和松弛输尿管作用的药物，均不见明显效果，患者腹痛依旧。于是，他的主治医生问我能不能采用针灸的方法缓解疼痛。切其脉，发现弦而紧，我当时就想到《标幽赋》中提到的"阴跷阴维任冲脉，去心腹胁肋在里之疑"。《难经》里面亦提道："阴跷为病，阳缓而阴急。"《素问·举痛论》言："寒气客于肠胃之间，膜原之下，血不得散，小络引急故痛。"从其疼痛区域来看是胃经与阴跷脉所过之处。《金匮要略》言："腹痛，脉弦而紧，弦则卫气不行，即恶寒，紧则不欲食，邪正相搏，即为寒疝，绕脐痛，若发则白汗出，手足厥冷。"从患者症状来看，其属于阳气不能温暖腹部，导致腹部寒气聚集而形成的拘急性疼痛。而人体阳气之根本是元阳，为肾所主。从面部望诊来看，下颌为肾。下颌区域是胃经、阴跷脉、肾气汇聚之地，且胃经为多气多血之经，在下颌交于任脉之承浆，任脉亦可治疗疝气腹痛。在综合分析后，

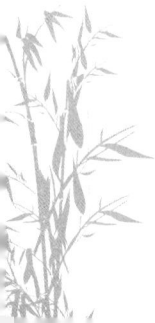

我取承浆两侧大概阴跷脉所过区域，一针透刺。结果惊奇的一幕出现了，患者针入则痛减，几分钟后疼痛就消失了。在治疗了这个患者以后，我再遇到胃绞痛、肠绞痛、痛经的患者，均采用这个穴位，同时我发现，此法对于腹部疼痛越剧烈的效果越佳。

从中医角度来讲，腹部绞痛属于寒疝范畴，而寒疝是腹部卫气不行，不能温暖肠胃所致。卫气根于下焦，根于元阳，根于肾。《素问·水热穴论》言："肾者胃之关也，关门不利，故聚水而从其类也。"针承浆两旁区域，患者腹痛改善后大多会立即出现腹泻的情况。这能够进一步说明腹痛是阳气不够而生寒，寒与湿聚所致。而且，寒主收引，湿主痉，故出现拘急性疼痛。其主因是肾之关门不利，故我将此穴定名为肾关穴（图6-1）。运用此穴时，如果患者以上腹部疼痛为主，针刺位置就偏上；患者以脐周疼痛为主，针刺位置就偏中；患者以少腹疼痛为主，针刺位置就偏下。同时搭配合谷，效果更佳。

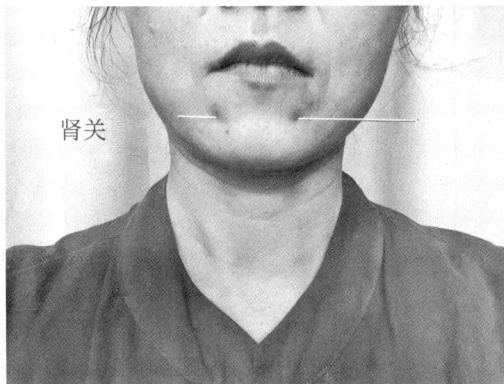

图6-1 肾关

第十七节 化痰通络话丰隆

我再简单聊一聊丰隆。《玉龙歌》提道："痰多宜向丰隆寻。"人体与痰饮相关的疾病非常多，而丰隆可以治疗痰饮。据统计，其可以治疗几十种

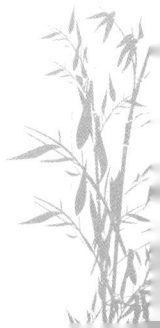

病证，故而丰隆一穴奇妙多多。为什么丰隆这个穴位可以化痰呢？我们先看一看《黄帝内经》中的条文。《灵枢·经脉》言："足阳明之别，名曰丰隆，去踝八寸，别走太阴；其别者，循胫骨外廉，上络头项，合诸经之气，下络喉嗌。其病气逆则喉痹瘁喑，实则狂癫，虚则足不收，胫枯，取之所别也。"丰隆在足阳明胃经之上，这个穴位也是足阳明胃经的络穴，与脾经相连，故而兼具胃与脾的功能。丰隆亦是胃经经别的一个起点，该经别上行络头，故而丰隆亦可以治疗头部咽喉病变。其下循胃经本经亦可以治疗足部疾病。犊鼻到外踝尖的距离是 16 寸，而丰隆在外踝尖上 8 寸，亦可说明丰隆一穴在小腿的中部，含枢转中焦之意。脾胃为后天之本，气血生化之源，且脾胃又是生痰之源。我们人体所摄入的饮食经胃摄纳，再经脾运化而成气血。如果我们的脾胃功能健全，气血生化则充足；如果我们的脾胃功能不健全，就会生痰湿。所以可以这样说，气血足一分，痰湿就少一分。气血足，肌肉就会隆盛，故而连接脾胃经的络穴叫丰隆。丰隆处的血气上行则可以调在上之疾，丰隆处的血气下行就可以疗在下之疾。丰隆的上下各有一个穴位，分别叫上巨虚、下巨虚。治疗人体在上虚损的疾病，取上巨虚以调气血；治疗人体在下虚损的疾病，取下巨虚以调气血。而气血之生化和枢转在于丰隆。丰隆可以调气血而化痰湿。凡人体气血亏虚之疾均可取丰隆调之。

试举几个医案以进一步说明。

患者刘某，女，40 岁，痛经 10 余年，每次痛经都需内服止痛药方可缓解。这次痛经，内服止痛药亦无明显改善，遂来我处求治。痛经之疾乃寒湿凝聚胞宫，寒主收引而致，且其自述本次月经量少。综上，治疗当引血下行，血至则寒消，急取右侧丰隆，针尖向下，针入痛减，留针十几分钟，腹痛消失。

患者张某，男，74 岁，因心慌胸闷，口唇发绀来诊。此为心血不足之证，取左侧丰隆，针尖向上以引血上行，约 5 分钟，患者心慌胸闷症状消失，嘴唇明显红润。

患者李某，女，51 岁，左肩疼痛 3 个月，左肩肌肉明显萎缩、活动度明显受限，且疼痛致夜不能寐，舌淡胖，齿痕明显，苔白腻，脉滑，多处医治无明显效果。此乃痰停中脘之证，取双侧丰隆，左侧针尖向上，右侧

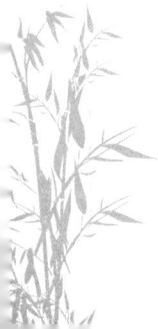

针尖向下，以枢转中焦而化停痰，同时让患者活动左肩，其左肩活动度逐渐改善，一次显效。复内服能够化痰的中药结合丰隆针刺 10 余天，而愈。

患者刘某，女，48 岁，头晕目眩 3 天，不能平卧，头部稍有扭动则眩晕加剧，伴恶心欲吐。其面色晦暗，舌苔白腻，脉象沉滑。此乃饮停心下，水气上逆之支饮。取双侧丰隆，左侧针尖向上，右侧针尖向下，以枢转中焦而化水饮，约 10 分钟眩晕大减，留针半小时眩晕症状消失。复予苓桂术甘汤合泽泻汤 2 剂，巩固调理。

临床运用丰隆的医案太多，我在这里就不多列举了。总之我想告诉大家的是为医贵在明理明法，理通则法明。

第十八节　论偏头痛

西医学认为，90% 的头痛都是由头部肌肉问题引起的。我发现，临床中的很多头痛，特别是顽固性头痛与头部肌肉有关，且按肌肉问题处理效果非常好。偏头痛是一种搏动性的，以一侧头痛为主的头痛类疾病，呈间断性发作。一般在剧烈头痛发作之前的十几分钟到半个小时会出现视觉障碍，患者眼前出现闪烁性暗点，同时伴有全身不适、眩晕、面色苍白、手指和口唇麻木等症状。头痛为搏动性，多出现在一侧前额部或头顶部，并伴有恶心、呕吐、眼眶周围疼痛等症状，大约持续 3 小时，症状才会缓解，随之产生头脑空虚感。

治疗偏头痛的方法很多，针灸方药均可。本节主要谈一谈我自己对偏头痛的认识，以及个人的临床经验。我发现，患偏头痛之人大多有胃寒的情况，也偶有胃寒夹郁热者。胃寒则胃气不能正常下降而上逆，头部筋膜受寒出现痉挛，故而头痛发作时常会伴随面色苍白、眩晕、恶心、呕吐、手指麻木等情况。这类症状是典型的吴茱萸汤证。《伤寒论》言"少阴病，吐利，手足逆冷，烦躁欲死者，吴茱萸汤主之"，"干呕，吐涎沫，头痛者，吴茱萸汤主之"。如由于情志刺激而出现头痛的，多伴随心烦、胃胀、大便不成形的情况。《伤寒论》又言："伤寒胸中有热，胃中有邪气，腹中痛，欲

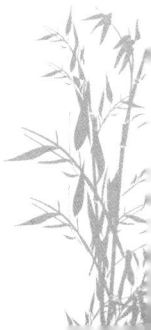

呕者，黄连汤主之。"对于这类情况，我的经验是使用黄连汤加吴茱萸。

汤药调理的是本，是患者的内因。那么如何快速改善头痛症状呢？答案是用手法治疗。

对于偏头痛的患者来说，其患侧枢椎横突多前旋，胸锁乳突肌上段比较僵紧。这说明由于胸锁乳突肌紧张牵扯头枕部而导致寰枢椎错缝，且头枕部筋膜紧张牵扯头部患侧筋膜进而出现头痛。故而我们第一个需要解决的就是寰枢椎的错缝。临床发现，通过纠正错缝，头痛会改善80%。而想要解决剩下的20%，就要解决引起胸锁乳突肌紧张的张力来源，其来源其实就在循筋拨点疗法上肢前线的手腕处。

我所总结的是循筋拨点疗法中的上肢前线的循行路线是起于拇指，向上行走于上肢前缘，到肱骨大结节后沿着锁骨下缘平行到胸锁关节，再沿着胸锁乳突肌到达乳突部位。中医学认为"筋束骨而利机关"，筋是约束并固定骨关节的。我们的骨骼出现错位，叫骨错缝。骨错缝会导致附着在骨骼上面的筋偏离本位，我们将这种偏离的筋称为筋出槽。筋出槽就会出现筋痉挛，筋痉挛就会牵扯与其连线的一条筋，起点常会影响止点。这就好比我们在钓鱼时，渔轮的松紧决定鱼儿是否会脱钩一样。我在临床中发现，偏头痛的患者患侧手腕的月骨多会错位。月骨错位就会导致依附其上的筋偏移，向上牵扯胸锁乳突肌，进而导致偏头痛的产生。我们牵拉摇晃手腕，让月骨归位，常常会取得手去痛止的疗效。

我们也可以看一看另一个穴位——列缺。列缺这个穴位刚好在上肢前线上。从事针灸的人都知道"头项寻列缺"。列缺区域紧张就会导致头痛。我们用手法或者针刺解决列缺区域的紧张状态，头部的疼痛也就随之得到改善。

第十九节　面瘫特效方

西医学将面瘫分为两大类，一类是中枢性面瘫，另一类是周围性面瘫。中枢性面瘫主要是指因颅内肿瘤或者是脑梗压迫颅内组织而出现的面部㖞斜的现象。中枢性面瘫的受损部位是面神经核以上到大脑皮层之间的皮质延髓束部位；周围性面瘫的损伤部位是面神经核或面神经核以下的部位。中枢性面瘫和周围性面瘫有一个典型的鉴别诊断的依据，那就是额纹。如果额纹正常，一侧脸有一点㖞斜，或者嘟嘴有一点不利，这种情况就要考虑中枢性面瘫。

我早年习惯使用玉真散与牵正散合方治疗面瘫。后来我发现，两方合用对于青壮年面瘫患者效果好，而对于老年面瘫患者效果就要差很多。老年人所患的面瘫大多是轻度脑梗导致的中枢性面瘫，此类面瘫多归于中医所说的"血痹"范畴。血痹多为汗出当风，肌肤出现麻木的情况。治疗血痹，当用黄芪桂枝五物汤。我亦用过黄芪桂枝五物汤化裁治疗面瘫，并取得了一定的效果。

我遇到过一个老年面瘫患者，其自汗非常严重，且身体沉重感明显，脉沉而缓。我想到《伤寒论》言："发汗后，身疼痛，脉沉迟者，桂枝加芍药生姜各一两人参三两新加汤主之。"于是我选择用桂枝新加汤合玉真散对其进行治疗，效果非常好。自此之后，我再遇到老年中枢性面瘫患者便用这两个方的合方化裁，均取得满意效果，起效快的5天就能治愈。

【面瘫特效方】

人参 30g	桂枝 15g	白芍 20g	制南星 20g
制白附子 20g	天麻 20g	防风 15g	羌活 10g
炙甘草 10g	大枣 60g	生姜 20g	

此方之妙在于用大剂量人参补气，气足则可以鼓邪外出，故而能收速效。

第二十节　中风论

从医20多年，我接触并治疗的中风后遗症患者无数，故从临床中逐渐总结了一套行之有效的治疗方法，本节就谈一谈我对中风后遗症的治疗体会。

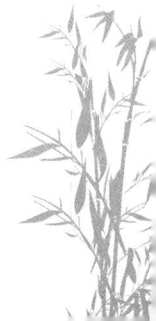

要想治疗中风后遗症，首先要明白导致中风的原因，以及中风后为什么会出现肢体偏废的情况。要想明白中风的机制，我们还是跟着古人的脚步，在经典中感悟。《黄帝内经》将中风半边肢体瘫痪的情况称为偏枯，亦叫偏风；全身肢体废用的情况叫作风痱。《灵枢·刺节真邪》言："虚邪偏客于身半，其入深，内居营卫，荣卫稍衰，则真气去，邪气独留，发为偏枯。"《灵枢·热病》言："偏枯，身偏不用而痛，言不变，志不乱，病在分腠之间。"这几条主要描述的是偏枯，即半身不遂。由此我们能看出引起偏枯的主要原因是荣卫亏损，真气不足。《素问·生气通天论》提道："汗出偏沮，使人偏枯。"这里指的是半身汗出会导致身体出现半身不遂的情况。"沮，湿也。"半身出汗，出汗一侧的身体经常是湿冷的，阳气虚而不能正常充身遍泽，必然有偏枯之患。首次提出中风之名的是张仲景。《金匮要略·中风历节病脉证并治》提道："夫风之为病，当半身不遂，或但臂不遂者，此为痹。脉微而数，中风使然。"历代医家注解这段条文时都认为半身不遂属中风，但臂不遂属痹证。而临床中不少脑梗的患者只是单侧手臂活动不利，通过这些事实证明以前医家的注解是错误的。张仲景既然把中风和历节病列为一个篇章一定是有深意的，且张仲景在《伤寒论》开篇亦提到"汗出为中风"。不少医家注解《伤寒论》和《金匮要略》时又把"中风"分开，认为《伤寒论》中提到的中风是外感风邪，《金匮要略》中所说的中风是中风病。同一个医家的著作，对于中风的认识应该是一致的，不应该机制不同而出现同样的病名。故而我认为，张仲景在《伤寒论》和《金匮要略》中对于中风机制的认识必然是一样的。

中医是讲究传承的。张仲景《伤寒杂病论》序中提道："勤求古训，博采众方，撰用《素问》《九卷》《八十一难》《阴阳大论》《胎胪药录》，并平脉辨证，为《伤寒杂病论》，合十六卷。"这就证明《伤寒杂病论》是传承了《黄帝内经》《难经》等古代经典理论的。我们综合以上条文的论述，不难看出中风偏瘫的形成机制。引起中风偏瘫的首要原因是卫气亏虚导致营卫不和，卫气不能正常固摄津液导致汗出，汗出日久进而形成痹证，而后演变为中风偏瘫。我们将"夫风之为病，当半身不遂，或但臂不遂者，此为痹。脉微而数，中风使然"这段条文反过来看。中风这种病是由于痹证引起，轻微的会出现一侧手臂活动不利，如果中风严重就会出现半身不遂

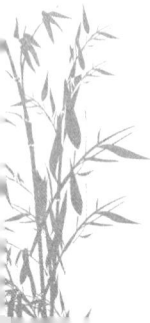

的情况。这里需要说明的是，痹证早期不一定有明显的症状。从脉象来看，张仲景认为微为阴脉，数为阳脉，脉微而数指的是阴弱阳浮。其机制与《伤寒论》太阳篇里提到的中风机制卫强营弱是一个道理。太阳篇提到的脉缓为中风，而脉缓指的是脉浮而濡。脉浮而濡和脉微而数的发病机制实际上是一样的，只是程度不同而已。

讲到这里，我们就不得不进一步了解什么是风，以及风是怎么形成的。《黄帝内经》中只是提到"东方生风"，风从东来。风为什么从东来呢？从五行角度来讲，风为木，木之母为水，故而是水生木，木起风。有一个成语叫"风生水起"，这里我们要将这个成语反过来看，即"水起风生"，也可以理解为水动风生，风从水来。我们都知道，海上的风比陆地上的风要大得多，海边的城市常常会遇到台风，所以说风从水来，水动风生。陆地上风大的时候大都兼有雨雪，雨和雪都是水的变化。而在雨雪天气下，大多是见不到太阳的，这就说明水动是由于阳气弱。还有一个成语叫"风和日丽"，当丽阳高照的时候即使有风，风亦不大，这就是阳气足的缘故。太阳和水对应我们人体的心与肾。当心肾能够正常交济，水火相济的时候，我们就会身康体健。一旦心火不能正常下降，水中缺乏真阳，就会水动风生。心火不降，卫气就会浮越，卫气浮则营阴不守，就会汗出，汗出则真阴丢失，就会由浊阴填补空窍而形成痹证。

有关痹证，《黄帝内经》明言"风寒湿三者合而为痹"。不少医家将此解释为外感风寒湿邪而形成痹证。有关疾病的形成，《黄帝内经》亦有明言"正气内存，邪不可干"。也就是说，外邪侵犯人体必然是因为我们的正气先有亏损。上文提到由于肾中真阳不足，导致水动风生。那么寒和湿呢？寒亦是由于肾中之阳不足，肾阳不足则生内寒，内寒与外寒两感相交而形成寒邪，这也是《伤寒论》里面提到的"两感于寒"。而湿邪的形成则是由于肾阳虚不能正常温脾导致脾寒，脾寒则不能正常化生饮食，脾运化失常就会生湿。营卫由脾胃运化饮食形成，营卫弱一分则湿气多一分，故而湿的形成亦是由于肾阳不足。由此我们可以明白，引起痹证的原因是肾中之阳不足，引起中风的原因亦是肾中之阳不足。

中风为什么会引起肢体半身不遂呢？我们还是要进一步分析卫气。卫气根于肾，体于脾胃，而用于表，在表行于肌肤腠理，有充身泽毛，护卫

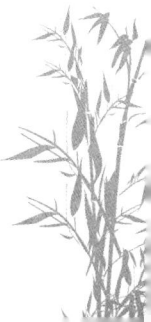

体表之功。其亦主知觉运动，还主身体的开阖。对于卫气的开阖作用，大多医家只解释为开阖毛孔。但实际上，关节的屈伸，眼、口、阴窍的开闭等皆属于卫气的开阖。另外，其还司身体左右之开阖。当卫气左右开阖失度的时候，人体就会出现半身汗出或者半身感觉异常，甚至半身不遂。

中风大多由于剧烈的情绪波动而诱发，情绪为心所主，剧烈的情绪波动就会导致心火浮越，心火浮则卫气亦浮，水动风生而突发中风。临床中中风之人亦多痰，身体有湿气，湿气逐渐聚集而为痰，痰迷心窍则神昏。

总而言之，中风之因为阳弱水动，水起风生。

第二十一节　流传千年的中风预防方

上一节我谈了中风的主因是阳虚水泛，导致水动风生，这一节就给大家分享一个中风的预防方。

大多数人对中风的认识都停留在中风急性发作的时候，将突发的昏迷、口眼㖞斜、肢体偏废称为中风。其实任何疾病都不会急性发作，而都是有潜伏期的，也就是说中风在发作之前大多是有预兆的，我们的身体是会有一些反应的。比如一侧的拇指麻木、一侧的面部麻木，以及头晕、短暂性失忆、舌头麻木、身体困重等。我在临床中遇到出现类似症状的患者，都建议其及时调理。我也遇到过不听劝阻而导致中风发作的患者。使我印象最深的是我的一个老患者，当时她60多岁，一次她带着自己的一个亲戚找我看病，顺便说了一句她最近时常感觉左半边舌头麻木。我知道她有高血压史，便建议她吃中药预防。她说自己很忙，没时间熬药。结果不到1周的时间，她在一次打麻将的时候突发脑梗导致偏瘫。还有一个大爷，就诊时70多岁，自述最近一段时间经常遗忘事情，我亦建议他内服中药调理，他也是不听劝阻，说自己年龄大了遗忘事情很正常。10多天后，我听其孩子说，大爷在自家楼下转了2个小时找不到家门，去医院检查发现大面积脑梗。临床类似案例有很多，我就不继续举例了。

医家对于中风急性发作的病因有不同见解，如刘河间的火气为病，朱

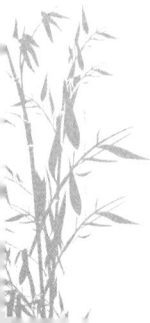

丹溪的痰湿为患，李东垣的本气自病，叶天士的精血耗损，王清任的气虚血瘀等。现在的教材将他们的经验进行总结，并给中风分了许多证型。这些医家的论述大多是从标来论。在"中风论"中我提到，中风之主因是阳虚水动，肾阳不足则不能温脾，脾虚失运导致中焦枢转失宜，中焦枢转不利就会形成上热下寒的格局，上热之人如果情绪波动太大，就会五志化火而诱发中风。脾虚则生痰湿，痰阻经络就会肢体偏废，痰迷心窍必然神志不清。脾胃为气血生化之源，脾虚则气亦虚，所谓本气自病也。脾虚则肾阳不足，肾精自然耗损。气虚不能正常行血则血流缓慢而有瘀。故而我的观点是肾阳不足是根，脾虚为体，气、火、痰、瘀是标。

早在《黄帝内经》中便提到"正气存内，邪不可干"。疾病形成的主要因素是正气亏虚，以身之虚，而逢天之虚，两虚相感，其气至骨，入则伤五脏。我们提到的风、寒、暑、湿、燥、火六淫是天之虚，五脏虚是内之虚，而五脏之虚必责于肾而归于心。外邪的入侵亦是从皮毛而入，复至筋脉，又到脏腑，层层深入。张仲景在《金匮要略·中风历节病脉证并治》中对于中风的发展已有明确描述，今之教材亦根据其内容将中风分为中经络、中脏腑，但并没有提及中风的演变过程。

我们还是先看一看原文"夫风之为病，当半身不遂，或但臂不遂者，此为痹。脉微而数，中风使然。寸口脉浮而紧，紧则为寒，浮则为虚，寒虚相搏，邪在皮肤。浮者血虚，络脉空虚，贼邪不泻，或左或右，邪气反缓，正气即急，正气引邪，㖞僻不遂。邪在于络，肌肤不仁。邪在于经，即重不胜。邪入于府，即不识人。邪入于脏，舌即难言，口吐涎……寸口脉迟而缓，迟则为寒，缓则为虚，荣缓则为亡血，卫缓则为中风。邪气中经，则身痒而瘾疹。心气不足，邪气入中，则胸满而短气。"其中"夫风之为病，当半身不遂，或但臂不遂者，此为痹。脉微而数，中风使然"。这段我在前文中已经详细解释，这里就不再赘述。我们来看一下后面的内容，我做了一些整理，以便于理解。寸口脉浮而紧，紧则为寒，浮则为虚，寒虚相搏，邪在皮肤；浮者血虚，络脉空虚。邪在于络，肌肤不仁。这段话的意思是说卫气根于肾，肾阳虚则卫气浮，卫气浮则不能卫表而易受寒湿之邪，寒伤荣而至血虚，邪居皮肤则血虚不能正常濡养皮肤而出现肌肤麻木。寸口脉迟而缓，迟则为寒，缓则为虚，荣缓则为亡血，卫缓则为中风。

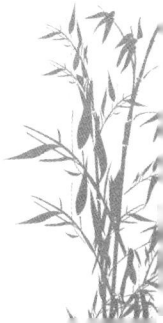

邪气中经，则身痒而瘾疹。邪在于经，即重不胜。贼邪不泻，或左或右，邪气反缓，正气即急，正气引邪，喝僻不遂。这段话描述的是正气进一步亏虚导致外邪进一步入侵，进入到经的层面，而在经的层面亦分步骤，首先是寒湿导致身体的沉重感，进而出现皮肤瘙痒，出现瘾疹；寒湿之气进一步加重则生为痰饮，痰阻经络就会出现身体的偏废。心气不足，邪气入中，则胸满而短气。邪入于府，即不识人。阳气进一步亏虚，痰邪就会变得更加黏稠。"脾为生痰之源，肺为贮痰之器。"提出这句话的是明代医家李中梓。其由于咳痰而提出肺为贮痰之器，认为痰是由肺排出来的。《黄帝内经》中并没有提及痰是由肺储存。《金匮要略·痰饮咳嗽病脉证并治》明确提出"心下有痰饮"，说明痰是在胃中储存。而我们在咳痰时，大多会感觉咳嗽牵扯胃脘，大量咳痰之人时常会感觉中脘或上脘区域有拥堵感，当痰咳出之后，拥堵感就会消失。临床中常有患者咳出大半碗稠痰的情况，试问如果这些痰堵在肺中该是何种情况？故而我的观点是脾为生痰之源，胃为贮痰之器。而腑以胃为代表，胃之大络为虚里。胃是有一条络脉连接到心的，当胃腑中的痰进一步加重，痰阻胃之大络，就会出现神志不清而不能识人。"邪入于脏，舌即难言，口吐涎。"心为脏之代表，舌为心之苗窍，涎为脾之液，唾为肾之液，脾肾进一步亏虚则痰饮加重，进而进一步蒙蔽心窍，就会出现舌挛缩而不能言，口吐涎沫而为危证。病在腑尚可医，病入脏则难调。

通过以上分析，我们可以知道中风的演变重点是邪中经，而关键是邪气在经，身体困重。邪气刚刚中经的时候，皮肤会瘙痒而出现皮疹；邪气留在经，就会出现身体困重，如果邪气不解而进一步加重就会出现偏瘫。故而身体困重是中风的分界线，身体困重出现之前是潜伏期，身体困重出现之时就是发展期。张仲景提出治疗中风的第一方是侯氏黑散，这个方亦是中风的预防方。

"侯氏黑散，治大风，四肢烦重，心中恶寒不足者。"这寥寥十几个字涵盖无数深意。风外可以分八方来风，内可以分五脏之风。而风势亦有不同，有小、大、飓之分。小风即和风，和风细雨主润泽滋养，在人体就是正常之气。气变则风大，风大则病，风再大为飓则伤人。《韵会》说飓风为海中大风；《南越志》称飓风为孟婆，有民谚云"寒露孟婆汤，必定有人

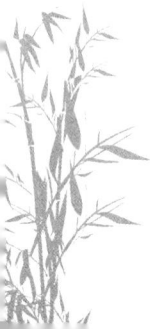

伤"。大风可治，飓风难医。心为五脏之代表，心中恶寒代表阳气不足。脾主四肢，四肢烦重，烦在四肢说明阳气有浮越之象，重则表示身体困重。小、大、飓风，大风居中。五脏之中，中为脾土，主枢转。《黄帝内经》记载："脾风之状，多汗恶风，身体怠堕，四肢不欲动，色薄微黄，不嗜食。诊在鼻上，其色黄。"故而大风亦是脾虚生风，脾风则心中恶寒不足，故而四肢烦重。

侯氏黑散的组成：菊花四十分，白术十分，细辛三分，茯苓三分，牡蛎三分，桔梗八分，防风十分，人参三分，矾石三分，黄芩五分，当归三分，干姜三分，芎䓖三分，桂枝三分。

这个方是按一百份来分的，菊花占 40%，白术、防风各占 10%，桔梗占 8%，黄芩占 5%，细辛、茯苓、牡蛎、人参、矾石、当归、干姜、川芎、桂枝各占 3%。方中菊花、黄芩纳在上在表之浮阳，白术、桂枝、干姜健脾温中，人参补元气而生津液，防风通络而祛风，茯苓祛湿，牡蛎软坚而化稠痰，桔梗排痰，细辛开肾气而祛陈寒，当归、川芎活血养血补荣，并取矾石固涩诸药使药积于体内而不散。

服用方法：杵为散，酒服方寸匕，日一服。初服二十日，温酒调服，禁一切鱼、肉、大蒜，常宜冷食，六十日止，即药积在腹中不下也。热食即下矣，冷食自能助药力。

酒为百药之王，用酒的目的是帮助药力。鱼、肉、大蒜具生发之性，易生热助湿。矾石亦是遇热即化，化则不能固涩药力。"常宜冷食"不是说让患者吃生冷的食物，生冷易生寒湿，吃生冷亦会耗损阳气，这里是说把热的食物稍微放凉再吃，所以大家不要会错意了。服用有周期，说明预防需要时间。

第二十二节　中风偏瘫的治疗心得

对于中风偏瘫，我个人的观点是治疗宜早不宜迟，3 个月之内治疗效果最佳，病程超过 3 个月就比较难以治疗了。患者发病时，其肢体是软瘫，

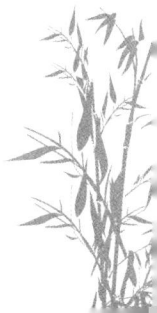

经久不愈就会逐渐形成硬瘫，软瘫好治，硬瘫难愈。我们先来谈一谈软瘫。中风的患者大多是痰湿体质，身体肥胖的占十之八九，身体消瘦的占十之一二。发病多由于情志过极，患者大多突然发病，昏不知人，伴随面红如醉酒状，呼吸急促，气短声粗，喉中痰鸣，自汗明显，严重的还会大小便失禁，神志清楚的会突然感觉半边身体沉重无力、不能活动，有的患者伴随头痛、心慌，语言不利等，多舌红而苔薄黄，脉多细数。

《灵枢·刺节真邪》提道："虚邪偏客于身半，其入深，内居荣卫，荣卫稍衰，则真气去，邪气独留，发为偏枯。其邪气浅者，脉偏痛。"《灵枢·热病》提道："偏枯，身偏不用而痛，言不变，志不乱，病在分腠之间，巨针取之，益其不足，损其有余，乃可复也。"《灵枢·经筋》提道："足阳明之筋……有热则筋弛纵缓不胜收，故僻。"《金匮要略·中风历节病脉证并治》中治疗中风急性发作的方剂是风引汤。风引汤主治除热瘫痫。综合来看，偏瘫的患者大多是痰湿体质。前面我提过胃是储存痰的，痰聚于胃，日久就会化热，胃有郁热则胃气不降，如遇情志刺激，五志化火则诱发中风急性发作。《灵枢经》把偏瘫放在"热病"中，亦说明中风发病与火有关；"经筋"亦提到足阳明胃经筋热就会出现偏瘫的情况，而胃经筋热必然胃热。故而治疗中风急性发作期的首要任务是降胃而引火下行，可以用风引汤作为主方，引火下行而风自止。风引汤主治"除热瘫痫"，虽然只有4个字，但其涵盖的意义是非常广的。我们可以结合前面所讲的中风预防方的机制，进一步了解痰湿体质遇热诱发，成人就会出现瘫痪，小孩就会出现癫痫。

急性中风属于热瘫，故而筋热弛缓，筋迟缓则不能约束骨骼，脊柱就会出现偏歪错移之象，脊柱偏歪则督脉就会扭曲，督脉扭曲就不能正常统摄阳经而导致患侧肢体失去知觉、不能活动。《素问·生气通天论》提道："骨正筋柔，气血以流，腠理以密，如是则骨气以精。"筋柔是指筋柔韧而有弹性。筋不柔不单指筋僵硬，筋迟缓亦是筋不柔的表现，筋不柔就会出现骨错缝。骨不正，筋不柔，气血运行就会受阻，腠理也不会固密。我在临床中接触的偏瘫患者脊柱都是偏歪的，同时会有多个小关节错缝，髋关节和踝关节也均有错缝现象。对于偏瘫患者，我的治疗理念是早期以正骨为主，后期以松筋为主。急性中风患者一旦病情稳定，就应采用以纠正脊

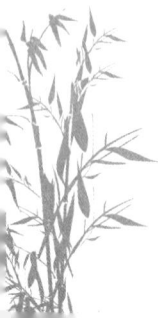

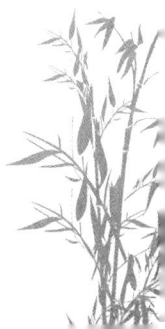

柱错缝为主的治疗方式，达到骨正筋柔，气血以流，督脉归位，阳经得统的目的。治疗常常1次即效，快的治疗1周，偏瘫就能恢复。

中风日久，人体痰热交集，痰留关节与筋肉之间，患者身体会逐渐消瘦，患侧肢体关节肌肉逐渐僵硬，关节周围出现浮肿。痰湿多一分，则气血少一分，痰聚则血少。血主濡之，手无血则不能握，足无血则不能行。中风日久则筋无血养而筋缩，形成痉证，软瘫也就逐渐转变为硬瘫。治疗当以养血柔筋为大方向，筋有血养则柔，筋柔方可骨正。我个人习惯用瓜蒌桂枝汤加牡蛎、当归、红花以养血柔筋，加少量附片以从阳化阴。亦可采用振腹疗法，以促进气血生化为主。这个时间段我不主张用大开大合的治疗手法。锻炼以练脊柱和平衡力为主。锻炼取端坐位，骨盆不动，微微上提脊柱，让脊柱中的小关节有一个小小的间距，然后轻微转动脊柱，先以腰骶部为主，逐渐向上到胸椎、颈椎。动作有"提、轻、缓、柔"4个要点。微微上提关节，动作要轻，弧度不宜过大，微微扭动关节即可，力量要柔。这种锻炼方式主要是锻炼患者的筋骨力，重点是柔筋，也就是锻炼依附在关节附近的韧带，让韧带变得柔韧，只要依附关节的韧带柔韧，关节就会逐渐灵活。活动脊柱以后，可以逐渐活动肩、肘、腕、髋、膝、踝等关节，要求和活动脊柱一样，要轻缓柔。接着再练习站立和行走的平衡。站立宜先用足大趾踏地着力，然后第二、第三、第四、第五趾依次踏地受力，再逐渐让足前掌、足心、足后跟依次踏地用力，动作一样需要缓慢。这种方法的重点是拉伸肾的经筋。中风的主因在肾，肾寒则肾经筋寒，肾经筋寒就会出现筋缩而导致足内翻，故而后期的锻炼脊柱和肾经筋是非常关键的。现在的很多医师都要求患者锻炼肌肉，康复器材也是以被动运动关节和锻炼肌肉为主，而且活动幅度大，但疗效甚微。采用我所推荐的这种微动的方法，患者大多锻炼1次就能有所改善，锻炼几次就有明显变化。患者身体僵硬时间越长，治疗周期就越久。

我治疗中风偏瘫的体会就是早期病变以卫气为主，内服用药从标，引热下行是大方向，手法治疗以骨正筋柔为主，重在调关节错缝；后期病变以营血为主，治疗从本，养阴通阳是主导，治法以筋柔骨正为主，重在柔筋。

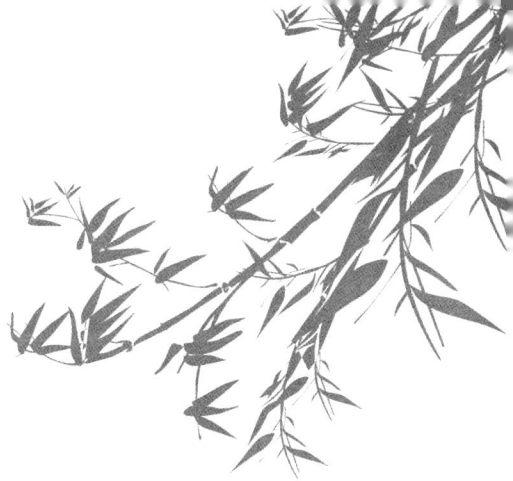

第七章

临床医案

第一节　手法小案

【案一】

一翁，八旬有余，午后受凉，突左髋疼痛不可屈伸，动则剧痛，由家人陪同来诊。命弟子刘涛取右肩胛骨缝与天宗，疼痛立解，嘱回家熬姜水内服以善后。涛不解，问："何如此神效？"答曰："前几日讲的交经缪刺之变通耳，今之目的巩固尔之理解也，学医贵在明理，理明自然可以变通乎，无他。"

【案二】

一女，弟子刘涛针之晕厥。涛惊。吾谓："晕针尔，常见，勿慌。"令平躺，开门窗以通气，点人中，服开水出热汗而立解。

【案三】

一女，腰部跌伤 3 日，起坐困难。第二腰椎棘突叩痛显，谓之曰："腰二椎有骨折也。"拍片示第二腰椎椎体轻度压缩骨折。患者诉大便 3 日未解，今晨以开塞露润肛方解。吾谓曰："此三日必腹满腰疼，日重一日，今便解而腰腹症减。"患者诧异，谓："君真神人也，一切似如君见。"吾谓之曰："吾非神人，此乃腰伤之演变。"吾谓弟子刘涛曰："腰部骨折，腹壁后血肿，刺激肠之系膜致肠蠕动减慢必腹胀，腹胀复压迫血肿，腰痛则加剧。恶性循环则日重一日，治之以通大便为首务，医谓之下瘀血，当用大承气汤或桃核承气汤类攻下逐瘀。骨折首要散瘀，瘀不去骨不接矣！"

【案四】

一女，胃痛两日。弟子余国燕取与胃对应的后背部疼痛点，按之而立解，复贴解痉散以善后。此案之理乃横者为络也。

【案五】

一女，自述腰骶部撞伤 1 周，当时局部轻微疼痛，次日疼痛消失。后两日锻炼身体行走近两小时，后感腰痛，日甚一日。今在区医院拍片示腰椎

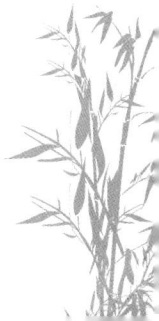

向左明显弯曲，L$_{4\sim5}$椎间盘突出。患者自觉腰骶部疼痛明显，腰部不能伸直，稍活动则感腰痛加重。查体：腰部肌群左高右低，左侧肌肉僵硬，腰骶部亦僵硬如板。此为腰骶部小关节错缝所致，非撞伤所致，亦非椎间盘突出所致。治当松解腰部肌群，整复错缝。我叫弟子刘涛重点松弛其左侧腰部肌群，待松弛后侧扳腰部。患者下地即感腰痛若失。外敷强筋之中药以巩固其效。

刚处理完此人，又来一患者，3天前因弯腰突起而感腰痛，至今疼痛未减。此亦腰部小关节错缝所致，刘涛亦侧扳而症状立消，敷药善后。

术后讲解：以上两案虽然都是错缝所致，但引起错缝的原因不同，前者乃活动过度，左侧肌肉牵拉所致，非椎间盘突出使然。后者乃弯腰忽起所致。其治法虽然相同而起因不一，为医必须明了。诊断之关键在于细心，需在细节上寻找突破点。

【案六】

一男，右下肢疼痛进行性加重20天，今晨起解大便（3日未解），努挣用力后右下肢疼痛加剧，不能站立。臀部大转子上方剧痛，取左侧肩胛骨缝与天宗，疼痛立减，可自行下地行走。此案用的亦是交经力线理论。

【案七】

秦翁，年近八旬，今晨起即感左胁疼痛，午后加重，动则抽搐性剧痛。此乃岔气之证，是本手法之适应证。虑其年老，针刺人中、右内关、左阳陵泉。行针之时令其左上肢频频上举，稍许即感左胁疼痛缓解，抽搐痉挛性疼痛消失。敷药以善后。

此案左手频举之目的有二：一是疏畅气机；二是通过左手上举，使左侧肋间肌微动牵拉，进而使错缝之胸肋关节缓缓归复本位，达到自行复位之目的。此亦是升降法的一个变通。

【案八】

吴某，男，49岁。左手食指、中指、无名指麻木胀痛，不能伸直，只能半屈曲。治疗取左外关与手三里，加电针，留针20分钟，左手三指麻木胀痛缓解，亦可自然屈伸。左腕外敷温经散寒药善后。

【案九】

肖某，女，42岁，2014年7月5日来诊，诉每日下午5时后不能发音,次日晨起自然好转,且下午 5 时后开始口干,但不想喝水,同时小便次数较多,症状已经持续半月,曾内服中药 10 余剂无效。其来诊时是下午 4 时,观舌淡,苔白而腻,脉沉而紧。下午 5 时,乃阳气入阴之时,其阳气入阴太过则津液不能上达以濡润咽喉,则失音。晨起津随阳升,咽喉得润则音复。此为太阴少阴合病而偏于太阴,治当以温肾暖脾为主。

处方:

附片(先煎 2 小时)30g　　白芍 45g　　　　白术 30g　　　　茯苓 30g

桂枝 20g　　　　　　　　干姜 15g　　　细辛 6g　　　　炙甘草 15g

3 剂。1 日 1 剂,药煎 2 次,合在一起分 3 次服用。

后此患者带其母亲来看病,问之,述服药 3 剂后痊愈。此案例临床少见,故录于此。

【案十】

肩关节盂下脱位的情况在临床中并不多见,教材记载的方法不适宜此类型的复位。今一妇女,刘某,49 岁,因上举用力导致右肩关节盂下脱位,出现方肩畸形,关节盂空虚,患侧上臂外展呈翼状,且不能贴近胸壁。令一助手用布袋包绕患者腋下胸部,并向其左侧牵拉。我则令患者保持患肢外展平举 90° 体位以对抗,并徐徐用力牵拉,同时稍前旋肱骨头。稍许即听到肱骨头复位的弹响声,表示复位成功。此复位方法少用,多人不知,记录于此。

【案十一】

雷某,男,56 岁。5 天前,患者因肺部感染在我院进行输液对症治疗,后即发呃逆频频,夜间如故,至今已 5 天,内科医生对症用药无果,向我求助。我发现患者吃硬性食物亦会出现呃逆现象,且呃逆声音很响亮,认为其证属实,乃肝气横逆犯胃之证。考虑到呃逆已经持续 5 天不止,吾命弟子刘涛取患者印堂、右内关、右足三里、右太冲。足三里处针刺方向朝上。各穴均施强刺激,针入而呃缓,约 5 分钟呃止。一般治疗呃逆取 1～2 个穴位即可,此案为了加深涛对针灸治疗呃逆的印象,亦为了一次起效,故针 4 穴。针右侧穴位有取气机左升右降之意。

【案十二】

叶某,女,17 岁,诉 13 岁月经来潮至今,每次必痛,今日经至,腹痛

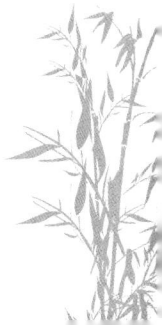

难忍。吾命弟子刘涛取第三腰椎横突点，按而立解。此案有取"支而横者为络"之意。

【案十三】

吾曾遇两个患者，均为男性。一人生气后即感右侧头维至风池、听宫牵扯性疼痛，至今未减，此乃肝气上逆致胆气不降之故。取右侧头维、风池、听宫、阳陵泉、太冲，一次而愈。另一人左上肢用力提物后致左上肢下垂即感左肩井部位疼痛，已两个月，多处治疗无果。取第二颈椎棘突左侧、第二胸椎棘突左侧、左肩髃、左手三里，上臂下垂疼痛立减。

【案十四】

彭某，男，48岁，站立和仰卧体位时腰部不痛，下蹲起立及弯腰干活时即感腰部牵扯性剧痛，症状已持续两个月。其曾采用腰部推拿针灸常规治疗7天，疼痛略减，效果不理想。吾思患者疼痛虽然表现在腰骶部，但在弯腰体位时髂腰肌最紧张，故取痞根和腹股沟中外1/3处拨按，患者下地活动即感疼痛大减。又调治4次而愈。医者最忌定向思维。

【案十五】

张某，女，51岁，来诊时自述2天前自觉右肩三角肌处开始疼痛，前一天晚上突感疼痛加剧，稍微活动后右肩即感牵扯样剧痛，夜不能寐，今晨起疼痛如故。取天髎部位拨按而其痛立解，右肩活动自如。通过一些案例我发现天髎对三角肌有放松的作用。

【案十六】

曾某，女，70岁，昨日因弯腰提物扭伤右胁肋。今活动、大声说话及咳嗽时，右侧胁肋感剧烈的牵扯性疼痛。予针刺左内关、右绝骨，并嘱其缓缓深呼吸，吸气时右上肢缓缓上抬，呼气时右上肢缓缓放下，10多分钟后症状消失。

【案十七】

胡某，女，45岁，右足底正中足弓韧带疼痛，行走不能受力，局部拒按3天。取右侧合阳、秩边，拨按，当即痛减，两次而愈。童某，女，56岁，左小腿后正中酸胀疼痛，行走时觉承山至委中有一根筋牵扯，已10天。患者有腰椎间盘突出史。取左侧绝骨、阳陵泉、承山、合阳、秩边、风池上，拨筋，1次痛减，3次而愈。此两案均按力线走向，阳气在上闭阻，其下温煦不足，故经筋痉挛而疼痛，治下必通其上，效捷。

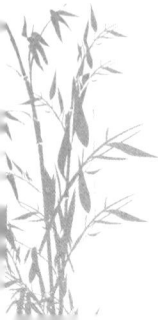

【案十八】

接下来要介绍的两个案例刚好相对，皆取缪刺之意，均1次而解。第一个患者，男孩，8岁，1日前跑跳后扭伤右髋，今晨起右足不能受力，由家属背其来诊。取左肩胛骨缝压痛点拨按，其痛立解，跑跳自如。第二个患者，女性，53岁，左肩胛骨缝疼痛两天，左肩活动时疼痛加重。取右侧冲门、血海拨按，左肩胛骨缝疼痛消失，左肩活动亦正常。

【案十九】

费某，女，60岁，咽痛声嘶3天，昨日陪丈夫来我处看颈椎。为使学生加强对"支而横者为络"的理解，吾叫弟子瑞在患者颈后咽部对应部位寻压痛点而拨按之，患者当即咽痛缓解，语音明显洪亮。今陪丈夫复诊，已愈。

【案二十】

董某，女，52岁，右手第二、第三掌骨间用力即感疼痛1个月，曾在某院针灸10余次，无效。查右胸锁乳突肌头枕部有一明显筋结，拨按后患者疼痛立即缓解。

【案二十一】

一脑萎缩患者，神志时而不清，近两日加重，胡言乱语，不能识人，昨日在外9小时拒不回家，今晨起如故。家属带其来诊，述其之前经常感觉头部麻木，时常用双手击头。就诊时，患者表情木呆，口中呢喃不断，舌淡嫩无苔，脉沉而有弱象。此寒凝清窍致清阳不展之故，治当温运三焦，散寒开窍。针刺百会、四神聪、印堂，以及双侧太阳、风府、风池。用两根艾条重灸百会与印堂。治疗约10分钟，患者面部表情没有之前呆滞，与其对话，应答基本正常。如是治疗半小时。

处方：

附片（先煎2小时）60g　　吴茱萸20g　　麻黄20g　　细辛6g

干姜20g　　　　　　　桂枝30g　　白芍30g　　炙甘草20g

葱白6根

3剂，日1剂，分3次服。

【案二十二】

薛某，女，48岁，通宵不眠1个月，于2015年2月4日由老乡带其来诊。自述2014年6月和10月均出现过类似情况，三五天通宵不眠，经

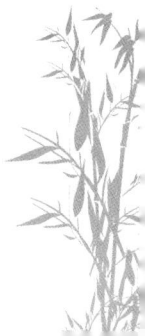

颈部正骨后睡眠正常。此次发病起因是太过劳累，曾颈部寰枢椎正骨两次无效，内服养阴镇静类中药 10 余剂无果，亦内服安定类西药无效。来诊时神清语晰，自觉恶寒身冷，头枕部忽而感觉有冷气，又忽而头面烘热，头汗齐颈而止，舌淡而边有齿痕，苔白，脉沉而弱。我认为，此乃阴寒内盛，虚阳外越不能潜藏而导致的失眠。治疗当以温阳泻阴为主，针刺风池、风府、痞根。

处方：

附片（先煎 2 小时）80g　　干姜 20g　　白术 45g　　白芍 60g

茯苓 60g　　　　　　　泽泻 20g　　柴胡 20g　　炙甘草 20g

葱白 50g

1 日 1 剂，分 3 次服用。

次日来电告知，昨天晚上睡了 3 小时，特记录之。

【案二十三】

寇某，女，61 岁，2015 年 6 月 29 日来诊，双足底内侧牵扯内踝尖疼痛，行走时加重半年，多处医治无果。沿下肢内线上循，在胫中与阴陵泉处找到筋结，压痛明显，拨按后下地活动疼痛即感减轻，予外敷有温经散寒，软坚化结作用的中药。今日复诊，患者双足疼痛缓解。治病需知根结，足底的疼痛果（结）也、标也，阴陵泉根也、本也。治病必求于本，本于根也。

【案二十四】

刘某，女，52 岁，右足第二、第三跖骨间行走即感疼痛，持续 10 余天。循髀关处有明显筋结，予拨按后，下地行走疼痛消失。

【案二十五】

患者，女，25 岁，左手拇指屈伸不利、左腕尺偏及左桡骨茎突部位疼痛 5 天，拨按左肩贞与左乳突下后活动即感疼痛消失。

【案二十六】

颜某，女，25 岁，产后 1 个月突发双乳胀痛 2 天，右甚。此乃肝郁气滞所致，予开肩井，运天宗，拿腋下双筋，其痛立止，处逍遥散 1 剂善后。

【案二十七】

一女，昨日右外踝扭伤，入夜右肋弓腋中线处胀痛难耐，今晨起右胁

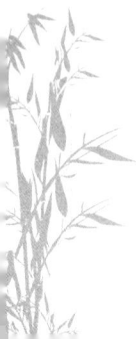

肋胀痛如故。予处理右下肢外线，胀痛缓解。此筋之所过伤之所致，筋之所过主治亦所及也。

【案二十八】

王某，女，41岁，左侧下眼睑不自主跳动1周。起初是间隔几分钟跳动1次，2015年8月13日夜打麻将，因空调正对左侧头枕部，14日晨起左下眼睑跳动无间断，下午4时症状未减。其平时性急，我问其发病之前是否生过气，答"是"。查其左侧头枕部下眼睑平行部位，发现压痛明显，同时左环跳部位压痛明显，予此两处拨按，症状缓解，续针刺此两处，加针刺左太冲、TDP灯照射头枕部。留针半小时，其左下眼睑偶有轻微跳动。令其回家用生姜、葱白、红糖熬水喝，并嘱其再来治疗1次。第二次来诊，左下眼睑已无跳动，针刺同前。

【案二十九】

李某，女，20岁，昨日因左胁肋烧灼疼痛2天来诊。其胁肋部带状分布密集型小水疱，此为典型的带状疱疹。予肌内注射干扰素并内服中药全虫乌梅红花汤。今日来诊，其诉时有隐痛，觉疱疹部位瘙痒。予调第三颈椎，瘙痒立止。这是我第一次运用脊柱相关理念治疗神经炎类疾病，故记录之，后将进一步验证。后来我在临床中发现，调整第三颈椎可以治疗神经痛、神经炎、痤疮、湿疹。

【案三十】

罗某，女，52岁，头紧手颤抖2天，神疲面白，恶寒身困，舌淡苔白腻，脉沉紧。此寒气客于厥阴之脉，致阳不下达于四末而手颤手抖。治疗当温经散寒，引阳下达，针太阳、百会、风池、风府，头部重灸。针后，患者颤抖即减。

处方：

附片（先煎2小时）60g　　干姜20g　　　吴茱黄20g　　细辛6g

麻黄10g　　　　　　　　　炙甘草20g　　白芍30g

3剂。

【案三十一】

邱某，女，67岁，前天下午劳动后汗出湿衣，夜间出现右腘窝疼痛，昨日晨起下床发现右下肢不能受力，曾外敷中药，昨夜痛剧，今日右下肢

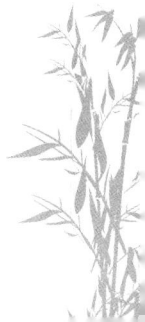

仍不能受力，受力即感腘窝下腘绳肌处牵拉疼痛。我放松其右下肢，症状有轻微缓解，复取腰部关元俞点按，症状如故，循筋上寻，在第二、第三颈椎右侧横突后可以触摸到明显筋结，且有压痛，予拨按，患者当即感觉症状减轻十之七八，下地可自由活动。

【案三十二】

许某，女，62岁，2015年11月6日来诊，左内踝4个月前扭伤，多处治疗未愈。来诊时，其左内踝自觉酸胀，行走时加重，夜间亦胀痛难耐。我循筋上寻，在其左胫骨内侧上1/3处深压可触及2cm×3cm的条状筋结，予拨按松解复温针，配阴陵泉、胫中、太溪。针后，我于其内踝外敷能够温经通络之丁桂散。每日治疗1次。患者今来复诊，自觉左内踝夜间已无胀痛，白天微有不适。

【案三十三】

常某，女，70岁，左耳耳鸣8天，白日感觉如有蜜蜂一直在左耳边飞舞，嗡嗡作响，说话自觉有重音，夜间如有蝉鸣影响睡眠。其曾内服营养神经类药物，无寸效。我通过查体发现，其颈椎棘突无偏歪，第二、第三颈椎横突左侧部位有一个黄豆大小的筋结，予揉按后耳鸣即止，处麻黄附子细辛汤合葛根汤2剂，善后。

【案三十四】

一八旬老翁，呃逆1个月，加重3天，呃逆时自觉胃部至喉部有一细绳牵扯，痛苦异常。我始取其右侧内关与足三里，无寸效，复加印堂和攒竹，亦无寸功。此乃我遇到的第一个针后无效的呃逆患者。思之，我认为其呃逆乃胃气上逆所致，此患者呃逆日久，其胃本虚，关元处应该有筋结点，故取关元，发现其结如豆，揉之，呃逆声更加洪亮，但患者感觉舒畅不少，喉部已无牵扯感。我虑其体虚，故没有重按拨筋，而取灸法，灸关元与中脘，半小时后呃逆消失。

【案三十五】

患者，刘某，昨日保持下蹲体位工作时间太久，出现左大腿后侧、小腿外侧疼痛，夜间痛不能寐，今症状未减。我在查体时发现，其第十二胸椎棘突向左侧偏歪，故取定点侧扳法。术后，患者左下肢疼痛消失。

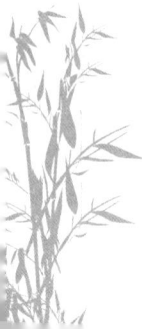

【案三十六】

弟子余国燕处理的一个患者，呃逆 5 天，昨晚呃逆至咽喉部，拘急欲死。今日患者自述，右上腹部有一股气直冲右侧乳中区域，即出现心窝部拘急，心窝有气上冲咽喉，咽部气体从口腔而出，发出响亮的呃逆声。其取双足三里、内关，呃逆如故，复灸关元，呃止。

【案三十七】

邱某，女，66 岁，颈腰部位疼痛伴自汗 10 天。患者 10 天前受凉后出现身痛，白天和晚上均大汗不止，头目昏沉，胃脘胀满。4 天前来诊，当时其是为了解决身痛头晕。手法治疗后，其自觉身痛头晕均缓解，但自汗如故。我建议患者内服中药，患者不愿意，故没开方。患者胃脘胀闷难耐，此中焦虚寒，当枢运中焦。故我予其中脘部点揉，复抖脐 10 分钟。患者胃脘胀痛消失，欲如厕，如厕后自觉全身轻松。我复针其太溪、复溜、尺泽，并灸关元半小时，患者汗止。

【案三十八】

黄某，女，36 岁，2016 年 9 月 7 日初诊。患者每日清晨 6 时左右，左侧大转子上方即感疼痛，持续 1 年，起床活动后疼痛消失，白天无痛感。其曾在多处实施针灸理疗、内服中药，但治疗无果。患者睡觉时喜欢保持左侧卧位。患者自述，以前给其治疗的医生都是处理局部，皆无效。影像学检查示骨质无异常。我通过患者睡觉时喜欢选择左侧卧位，联想到其左侧筋脉保持在一个姿势时间太久，而筋附着骨部在静力性牵拉的时间超过其耐受度，必然会出现疼痛，又考虑到之前的医生处理局部无效，所以认为疼痛部位必然不是原发部位。我从其左侧髋部循筋上找，第一关隘就是胸腰结合部位，果然在其左侧痞根部位发现明显筋结。拨按痞根部位筋结后，患者当晚痛减。治疗 4 次，结消，患者晨起时左侧大转子部位疼痛消失。

【案三十九】

患者，女，48 岁，双侧腋下刺痛，时而牵扯疼痛 2 天。《灵枢·邪客》言："肺心有邪，其气留于两肘；肝有邪，其气流于两腋；脾有邪，其气留于两髀；肾有邪，其气留于两腘。凡此八虚者，皆机关之室，真气之所过，血络之所游，邪气恶血固不得住留，住留则伤筋络骨节，机关不得屈伸，

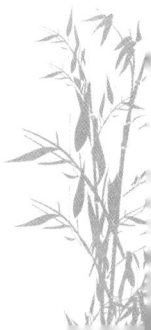

故痀挛也。"当时我便知道其在疼痛之前一定是生过闷气，如果脾气发出来，就不会出现这种情况。脾气没发出来则会导致肝气郁结，肝气的出口是腋窝，肝气郁结就会在腋下聚集，不通则痛。胁肋是腋的延伸，所以治疗胁肋疼痛应该疏肝，而降胆可以疏肝，故取双侧环跳（强刺激），疼痛当即缓解。

第二节　上臂疼痛案

本医案由一谦阁弟子刘子彬提供。

患者，王某，女，55 岁，2019 年 11 月 19 日来诊，右上臂外侧疼痛 9天。9 天前，患者外出受冷后出现右上臂憋胀牵扯疼痛，位置在三角肌止点到肘关节一段，上肢上抬和下垂时均感症状明显，洗脸和上肢平放在桌子上时尤甚，头部向右侧屈和右转时疼痛加重，昼夜不停，夜寐难安，起病后经推拿和拔罐治疗肩臂部位多次，了无寸效。其曾有子宫癌病史并行手术治疗，至今术后 4 年。

检查：右上臂胀痛部位松软，无压痛点。右侧外关区域存在压痛，第三、第四颈椎横突右侧部位僵紧，右侧斜角肌至锁骨上处僵紧压痛。

第一次治疗：师父所著的《杏林心语：一位中医骨伤医师的临证心得》中有一篇名叫《颈部三角的临床运用》的文章，主要讲第二、第三颈椎横突部位可以治疗三角肌痉挛。于是我用手法循筋拨点松解其右侧颈部僵紧处肌肉，摇转松解处理右侧手腕及右手手指，点揉右侧外关。

效果：治疗后，患者右上臂胀痛当场消失。

11 月 20 日二诊：昨日患者右上臂疼痛虽然当场消失，但回家后不久又疼痛如初。第一次治疗症状当场消失，说明痛在上臂，但病因在颈部；症状消失后又反复，说明颈部的问题只是浅层病因，还有更深层次的病因。考虑患者曾因癌症做过手术，身体必然元阳亏虚，不能蒸腾津液，不能温煦脾胃，气血化生必然不足，故而导致气血津液不能荣养肢体关节。于是我改变思路，取师父所授肩周炎治疗方法：针双侧太溪以复肾气、右侧三

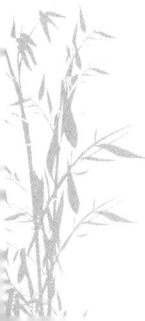

循筋拨点疗法

阴交以运脾土，并振腹 1 小时以升脾阳、降浊阴。治疗后，患者右上臂牵扯疼痛感减轻。

11 月 21 日三诊：第二次治疗后，患者右上肢疼痛明显减轻，且没有再加重。其自述这十几天终于睡了一个好觉。此情况说明我的思路是正确的，故治疗同前。

11 月 23 日四诊：患者上肢疼痛缓解大半。

11 月 25 日五诊：患者自述右上肢憋胀疼痛已基本消失，仅右侧前臂和右手稍感麻木。

体会：师父常讲治疗局部疼痛要向上、向下找，临证要有整体思维、要有平衡思维，思路不能局限于一隅。对于人体气机升降出入，一气周流，阳气的出入运行等问题，要时刻铭记于心。遇到治疗不效或者反复的情况，要重新思考，转变思路，思路决定出路和疗效。从这个患者的治疗上，我深深体会到了这些话的含义。

第三节　气虚腰痛案

患者，刘某，男，43 岁，腰部疼痛半年，时轻时重，疼痛以胸腰结合部为主，症状较轻时腰部可以活动，如久坐或者劳累则腰痛严重，腰部不可屈伸，咳嗽时会感觉腰部拘急性牵拉性剧痛。其曾在当地做过针灸推拿治疗，并内服过方药，断断续续治疗半年，效果不佳。其因为腰痛，所以经常在网络上搜索关于疼痛的文章，偶然进入"一谦阁"公众号，觉得我的文章比较朴实，故而联系我。因患者个人原因不方便到京治疗，问我能不能先开方缓解一下症状，等方便时再来京医治。我在详细询问后发现，患者腰痛前曾经有过外感发热，当时找了一个中医治疗，服用该医生所开方药 1 剂后大汗淋漓，发热症状虽然消失，但从此遗留自汗症状，其后腰部复受风寒，而出现腰痛。近半年，患者稍稍活动就会出汗，如运动量大就会出大汗，大汗后感觉全身发冷，身体疲乏困重。其拍摄舌部照片发给我，示舌淡红，苔白微腻。单纯从患者久坐劳累后腰痛加重的症状来看，

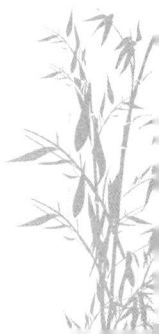

属于气虚无疑。其自汗明显，则表明卫气不足。患病起因是感冒用了发汗剂，发汗太过。《伤寒论》提道："发汗后，身疼，脉沉迟者，属桂枝加芍药生姜各一两人参三两新加汤。"患者起病因于外感后用汗法，后有自汗的情况，虽然以腰痛症状为主，而其卫虚无疑。因四诊不全，我只能从症状和舌象入手，取桂枝新加汤原方。

处方：

| 桂枝 30g | 白芍 45g | 炙甘草 20g | 人参 30g |
| 大枣 30g | 生姜 45g | | |

因为没有见到患者本人，所以我建议其先服两剂，如有变化则调整治疗方向。

服用两剂后，患者自觉腰痛大减，仍微觉酸痛，舌象变化不大，恶寒、自汗症状明显改善。效不更方，继续取原方3剂。后来患者反馈内服3剂中药后，腰痛消失，且无恶寒、自汗。我建议其再吃3剂以巩固之。

第四节　经期腰痛案

2017年4月的一天，诊室来了一个女性患者，36岁。其自述经期腰部烦疼，坐、站、运动均无改善，平躺时更甚，伴心烦自汗，自觉有热从肌肉向皮肤外透，汗后怕风明显，腰骶部酸胀难耐，前到少腹，上到头枕，下到足跟均有牵扯感，体乏头晕，无食欲，时感心中悸动。通过询问，我得知患者于1年前意外怀孕，采用手术流产，术中大量出血，术后静养20多天血方止，次月月经来潮时开始出现腰部酸痛症状，伴随心烦自汗，夜间腰痛加重，后一月比一月严重，此次腰痛更甚，方来求治。就诊时，患者面色萎黄，爪甲少红，舌淡白，苔薄白，脉象沉缓无力，腹直肌紧张无压痛，腰骶部筋膜紧张，自觉揉按后舒服。

我思其起病于小产，产后经血20天不止，认为此属经漏。从患者的症状来看，她是由于小产后出血不止，阳随血脱而出现的阳气失固，进而形成气血两虚，营卫不和。《备急千金要方·妇人方》提到：桂枝加附子汤可以治疗产后风虚，汗出不止，小便难，四肢微急，难以屈伸者。《伤寒论》中亦提到：太阳病，发汗，遂漏不止。其人恶风，小便难，四肢微急，难以屈伸者，属桂枝加附子汤。桂枝加附子汤虽然主要治疗阳虚而致的漏汗，但中医学认为津血同源，伤血就会伤津，伤津亦会伤血，况妇女经期气血更虚，故而经期症状凸显。治疗当以温阳固脱，调营和卫为主。

急则治其标，我在患者第三腰椎横突处触摸到明显的筋结，予以拨按，复于解脉点处找筋结并松解之，患者腰部酸痛症状缓解；再灸阴交，患者自觉有灸感传到腰骶部，非常舒服，灸1小时，患者腰部酸胀减轻十之七八；复开方桂枝加附子汤。

处方：

附片（先煎2小时）60g　桂枝 30g　　　白芍 30g　　　炙甘草 20g

大枣 30g　　　　　　生姜 30g

5剂。

注：首煎时，附片先煎两小时，余药煎半小时，倒出药液，加水煎第二次，水开后煎半小时；再将两次药液合在一起，分3次服用，1日1剂。

半年后，我在街上偶遇该患者，她说治疗当天回到家后就煎药服用，当晚还觉得腰部酸痛，第二天腰部只有微微酸痛感了，将5剂药都吃完，这几个月月经正常，没有再出现腰酸腹痛、心烦自汗的症状了。

第五节　偏头痛案

患者，赵某，女，32岁，2020年5月12日初诊。患者右侧头部疼痛5年，经期和阴雨天症状加重。来诊时，其正值经期第二天，自觉右侧头部风池到太阳一线仿佛有一根筋牵扯着，时而有抽掣性剧痛，心胸憋闷，时发干呕，面色㿠白，双手冰冷，舌淡嫩，苔水滑，脉弦。患者自述5年来每天都感觉右侧头部昏沉隐痛，颈部僵硬不适，胃脘胀满不思饮食，时常腹泻，稍吃寒凉则腹泻加重，每次经期症状都会加剧。其曾做过多次颈部正骨，同时配合内服中药调理，都只能缓解几天，后症状如故。她听朋友

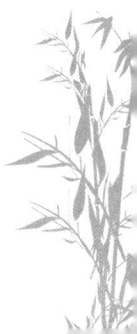

推荐，前来求助于我。查体发现其右侧头枕部肌群僵硬，右侧寰椎横突饱满、轻度后移，左侧斜角肌紧张，第六颈椎棘突左偏。我从症状分析认为患者一直存在脾胃虚寒，气血化源不足，从而导致颈部肌肉筋膜松弛而不能正常固定颈椎，使颈部椎体失稳，特别是寰枢椎关节失稳。寰枢椎扭曲就会导致头部筋膜牵拉疼痛，刺激交感神经就会出现恶心呕吐的情况。

治疗当缓其急，我予手法纠正其颈部寰枢椎和第六颈椎，患者当即头痛缓解，左侧斜角肌松弛；复灸中脘、关元，患者头痛、胸闷、干呕症状改善，双手较前温暖。患者有头痛、呕吐、腹泻、四肢不温的情况。《伤寒论》载"少阴病，吐利，手足逆冷，烦躁欲死者，吴茱萸汤主之"，"干呕，吐涎沫，头痛者，吴茱萸汤主之"。所以从症状看，吴茱萸汤可作为首选方剂。而患者病程日久，我认为可加四逆汤以温补脾肾之阳。

处方：

吴茱萸（淘米水洗）20g　人参 20g　　生姜 60g　　大枣 30g

附片（先煎 2 小时）60g　干姜 10g　　炙甘草 20g

3 剂，1 日 1 剂，分 3 次服用。

5 月 15 日患者前来复诊，述内服中药 1 次，头痛大减，现右侧头部微微胀痛，此次月经期是 5 年来最舒服的一次。效不更方，予原方 3 剂。3 剂后，患者头痛完全消失。我又将吴茱萸汤、四逆汤、补中益气丸三方合用，做成水丸，予以服用。1 个月后随访，患者自述头部再未出现疼痛，经期和阴雨天气时亦未觉头部不适，饮食量明显增加，排便由之前的每日 3～4次改善为每日 1～2 次。我嘱其继续服用丸药，以巩固疗效。

第六节　胫中治疗左半身疼痛案

本医案由一谦阁弟子刘子彬提供。

邢某，女，34 岁。主诉：左侧肩部、背部、腰部及左下肢经常反复疼痛不适，持续 10 余年。曾经针刺、推拿、艾灸（热敏灸）治疗多次，上述症状仍然反复发作，常在工作紧张和劳累时复发加重。2020 年 5 月初，因为上述症状复发加重来诊，经颈部、背部、腰部、下肢拨筋松解治疗几次，效果欠佳。

5月14日复诊：我想到松解胫骨前肌可以治疗斜方肌疼痛，且触诊发现患者右侧条口附近点按酸痛明显，便在条口上下拨筋点按，其左侧肩部疼痛不适当即减轻，我又在手法治疗后针刺条口。

5月16日三诊：患者诉治疗后两天感觉左半身疼痛不适完全消失，昨晚左侧腰部及左下肢疼痛又发作，伴抽搐感，现平躺于床上即感左侧腰部阵阵牵扯性疼痛、下肢不适（自述感觉左腿与身体是分离的，有酸痛麻木感）。

治疗经过：我松解其左下肢胫骨前肌、调足踝，无效果；后用力点按其右侧胫骨前肌条口附近，患者当即感觉左侧腰腿部疼痛明显减轻，下肢仍有麻木感。我突然想到师父的直络理论：下肢也是前后对应的，所以条口与胫中对应。条口附近的问题是不是胫中附近引起的呢？我通过触诊发现患者右侧胫中附近肌肉僵紧、疼痛明显，稍施力点按，患者感觉痛不可忍，就像刀割一样。手法处理此处后，患者腰腿疼痛症状消失。当天下午患者反馈：腰腿的不适感消退了很多，腰痛也不明显了。

5月17日四诊：患者自述昨日治疗后左侧腰部及下肢疼痛明显缓解，麻木感消失。

分析：昨天我在触诊时发现患者胫骨内侧异常，于是进行了治疗，效果可喜。师父曾在《杏林心语：一位中医骨伤医师的临证心得》中专门撰文介绍胫中这个穴位。郑怀贤老前辈将此穴位称为胫中，认为其主要治疗胫骨疲劳性骨膜炎、膝关节损伤、髌骨软化症。师父在实践中发现，该穴位能够治疗老年腰腿疼痛及青壮年拘急性疼痛，且效果很好。后来，师父将其扩展应用到颈腰部深处拘急性疼痛、头部剧烈疼痛、跟腱炎的治疗中。胫中大概在肾经的循行路线上。膀胱与肾相表里。腰腿部的疼痛多表现在膀胱经循行路线上，但其真实病因不在膀胱经，而是在与之相表里的肾经上。我认为，临床诊治疾病类似刑侦破案，我们看到患者的种种不适和很多症状都好像是受害者向我们哭诉，但医生常把受害者当成罪犯，对其进行严刑拷打，而在这个疾病中，膀胱经就是受害者，真正的凶手其实是肾经。在《素问·刺腰痛》中有类似的论述："飞阳之脉令人腰痛，痛上怫怫

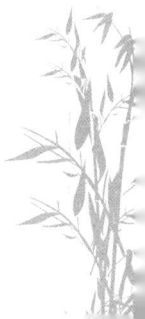

然，甚则悲以恐，刺飞阳之脉，在内踝上五寸，少阴之前与阴维之会。"

治疗：点揉右侧胫中附近（痛感强烈）及水泉；针刺胫中附近，3针。

5月22日五诊：患者自述上次治疗后效果比较持久，直到今天中午才又出现左侧臀部胀痛，伴有左下肢瘀堵感。

触诊：左侧腹股沟部位及大腿内侧有压痛，左小腿内侧肾经筑宾附近触痛明显。

治疗：拨筋松解左侧腹股沟、股内收肌群、小腿内侧肾经循行路线；针刺筑宾附近（3针）、水泉（1针）。

5月26日六诊：上次治疗后，患者腰腿不适症状消失，效果持续约4天，今天又出现左侧臀部胀痛、左下肢有瘀堵感。

分析：前几次治疗以足三阴经和胫中为主要部位，效果可持续4天左右，为进行对比，今天治疗以膀胱经为主的足三阳经。

治疗：点按拨筋左臀及左下肢秩边点、转子点、跳跃点、殷门、委阳、合阳、承筋、飞扬、仆参，患者自述感觉酸痛；针刺委阳、合阳、承筋、飞扬、仆参。治疗完毕，患者感觉左下肢瘀堵感明显减轻。

5月27日七诊：患者自述今天仍有下肢瘀堵感。今日治疗同前，仍以足三阳经为主。

5月28日八诊：患者自述这两次治疗膀胱经，虽然当时感觉左下肢轻松，但过后反而感觉症状加重，今天其左半身从上肢到肩胛、臀部及下肢的不适感又出现了。

分析：我考虑其膀胱经循行区域酸痛喜按是膀胱经脉气血不足的表现，认为治疗膀胱经只能取得暂时效果，解决不了气血来源不足的问题。看来问题的关键仍是小腿内侧肝肾两经的阻滞。

治疗：拨筋点按双下肢内侧胫中；针刺右侧曲池、内关、三阴交、阴陵泉。

5月29日九诊：患者自述治疗胫骨内侧后，效果明显而且疗效巩固。

6月8日十诊：患者自述左侧腰腿无明显不适。针双侧胫中。

6月19日十一诊：患者自述这段时间左侧肩、臀、下肢未再出现不适感。

触诊：检查发现患者胫骨内侧太溪区域、阴谷上下2寸触痛明显。

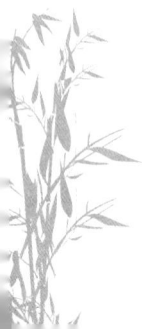

治疗：拨筋松解双下肢胫骨内侧触痛处。

体会总结：此案例让我对《黄帝内经》讲的"善诊者，察色按脉，先别阴阳"有了进一步体会。腰腿疼痛是临床上常见的症状之一。一般来讲，新病急病、年轻患者所患之病多属"阳"病，实证居多，可以从手足三阳经和人体背面着手治疗；久病痼疾、年老患者所患疾病多属"阴"病，虚证居多，需在手足三阴经和人体腹部寻找治疗点。近些年来，人们的脑力劳动大大增加，再加上生活不规律等因素的影响，渐渐造成人体肝、脾、肾亏虚，导致很多年轻人反而患了"老年病"——三阴病。虽然其是一些看似很简单的常见病，治疗起来却效果不佳，迁延难愈。

本案就是一个典型的案例，患者腰腿疼痛10余年迁延难愈，有长期加班熬夜的行为。5月16日以前，患者按常规方法治疗，效果不好，从下肢三阳经治疗，当时能缓解，但几个小时后症状又反复。5月16日，我通过详细触诊检查，在其胫骨内侧，也就是足三阴经上发现异常点，经治疗效果明显，其后10天中治疗3次，每次治疗完效果可维持4天左右。5月26日，患者症状又出现，我再次从足三阳经治疗，虽然症状当场消失，但第二天左侧臀部胀痛和下肢瘀堵感复发。5月28日，我重新回到对足三阴经的治疗，效果又变得持久，直到6月中旬，患者腰腿不适症状基本未再出现。

治疗过程是一个反复探索和反思的过程。从触诊时患者的主观感觉来讲，其足三阳经部位是喜按的，点压揉按会使患者感觉很舒服，当下症状可以缓解，但效果持续时间短；足三阴经部位是拒按的，稍用力按压即痛不可忍、痛如刀割，类似《黄帝内经》描述的"痛上怫怫然，甚则悲以恐"，治疗后效果比较持久。喜按属虚证，为气血不足，点按刺激后气血会向此部位聚集，所以喜按；拒按属实证，为气血瘀滞不通，点按时痛如刀割，所以拒按。

一般来说，阳经病属实证，阴经病属虚证。通过触诊我发现，这个案例是阳经虚证、阴经实证。阴经病证也分虚实两种：实证的疼痛拒按，是肝肾之瘀，究其根源，源于肝之郁；虚证是虚软塌陷的，是肝肾之虚，究其根源，源于元气之亏。

此案例虽然是个案，但窥一斑而知全豹，由此我们可以感悟到当前诸

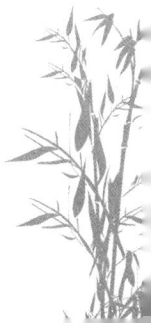

多年轻人的一些疾病共性问题。这些疾病很可能是由于工作压力大、精神紧张、经常加班熬夜，导致的肝郁所致（虽然也有肝、脾、肾之虚的存在，但这种虚与老年病之虚还是有很大区别的）。由于五行生克制化、五脏流通循环、气机升降出入，所以肝郁不升必然导致肝血不能濡养筋骨关节，还会造成肾水不升、心火不降，导致人体出现种种不适。如头晕、失眠、颈肩腰腿痛、男科和妇科诸疾等都与肝郁有很大关系，需要我们在今后的实践中进一步观察、验证和总结。

第七节　静息性腹痛案

患者，女，44 岁，下腹部疼痛 2 个月。其腹痛有一点特殊，表现为运动或排便后腹痛缓解，休息时腹痛加重，月经已经 2 个月没来潮。去年 3 月起，由于父亲去世，患者忧思过度，继而出现月经周期不规律。舌淡红而边有凸起，脉象沉有缓象。我当时断言其第十二胸椎椎体有错缝。查之，果如我言，第十二胸椎棘突右偏。其自觉双侧肝俞到胃俞一线僵紧，右侧肝俞和脾俞有明显压痛。

为什么我推断其第十二胸椎椎体有错缝呢？这就要说一说脊中了。脊中位于背部，当后正中线上，第十一胸椎棘突下凹陷中。脊中可以治疗运动性腹痛。也就是说，患者因为运动而出现的腹部疼痛，我们可以找脊中来治疗。大部分穴位都有双向性。这个患者是静息时疼痛，运动后缓解。这是因为其在运动后，腰背部僵紧的地方得到松解，第十二胸椎椎体就不会受到局部组织的牵拉，从而也就不会出现腹部疼痛。而当患者处于静息状态时，局部组织受到牵拉，第十二胸椎椎体就会受到刺激，从而引起腹部疼痛。

而我们的腹部神经丛，也是大约在第十一、第十二胸椎部位分支而出的。这个区域出现错缝扭曲必然会刺激腹部神经丛。所以从神经的角度来讲，这个部位异常一样会导致腹部疼痛。予以调整第十二胸椎椎体错缝后，患者腹部疼痛改善，复针脊中、肝俞、胃俞，针后患者腹部疼痛大减，又予以内服逍遥散合痛泻要方化裁。

为什么用这个方子呢？因为腹部疼痛，便后缓解，属于肝脾不调的情况，而运动后缓解，属于肝气不舒之象，故而用药以疏肝解郁为主。

处方：

北柴胡 20g	当归 15g	白芍 30g	黄芩 20g
白术 45g	炙甘草 15g	威灵仙 20g	燀桃仁 12g
薄荷（后下）12g	防风 10g		

5 剂，1 天 1 剂，每剂熬 2 次，合在一起分 3 次服用。后患者反馈，吃完 5 剂中药后腹部再无疼痛。

第八节　喘证案

虽然中医有"医不治喘"之说，但这只是说喘证相对比较难于治疗而已，并不是说不能治疗。我在临床中，运用"纳气归根"的理念治疗了不少喘证。因为本人一直在网络上宣传推广的是我在中医骨伤方面的见解，所以不少人并不了解我也能治疗内科疾病。接下来我就以一个我在网络上治疗喘证的案例给大家做一次简单的分析。这里需要说明一下，本人一直不喜欢在网络上给患者开方治疗，但这个患者是我的粉丝，哮喘 3 年，多方治疗，效果一直不理想，最后找到我。因为他是我多年的粉丝，所以我答应为其开方治疗。

患者，男，哮喘 3 年，2019 年 3 月 26 日初诊，自述 3 年来每天早上和晚上气喘，有哮鸣音，上午 10 点后不喘，稍微感觉呼吸不畅、喉咙里有哮鸣音。现在他每天必须吃能够平喘的西药，如果不吃，全天都会喘得很严重。其在每年夏天天热的时候，胸闷气喘症状会加重，最严重的时候，走七八步路就需要蹲下来休息，嘴唇发绀。他还伴有盗汗症状，持续 1 年多的时间，经常会在晨起时发现身体下面的床单湿了一块。现在，他偶尔还会咳嗽，白天工作时感觉身体发热，工作时间稍长就会出汗。患者以前饭

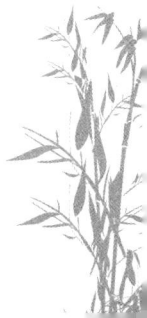

量小，现在食欲正常，口不干，大便有点臭，喝水少时小便发黄，早上咳吐黄痰，前一段时间大便不成形，近段时间吃了中药（其他医生开的处方）以后，大便基本成形。因为不能现场号脉，我只能通过照片看其舌象。

分析：患者虽然典型的症状是喘，但其有一个特殊的症状——盗汗，且每年夏季天热时加重。我们治疗喘证要分阶段、分步骤。从其目前表现来看，我们应首先解决盗汗的问题。中医学认为，盗汗是阴虚所致，所以有"阴虚盗汗，阳虚自汗"的说法。我认为这种现象就是"痞象"，是阳不入阴之象。夜间阳气本该入里潜藏，如果不能正常入里，浮越于表，逼津外泄，就会出现盗汗的情况。这个患者夜间盗汗持续1年多，而且非常严重，就是属于阳不入阴（心火不能正常下归于肾）的问题。心火不能下归于肾，浮越于上，则逼津外泄。夏季阳气也是浮越于表的，患者夏季盗汗症状加重，说明夏季阳气浮越更加严重，所以夏季或者天热之时患者的喘证也会加重，其机制和盗汗一样。所以我们要先解决盗汗问题。法当引阳入阴，使浮越的阳气潜藏。

处方：

| 黄芪 60g | 黄连 15g | 黄芩 15g | 黄柏 15g |
| 当归 20g | 熟地黄 45g | 生地黄 30g | 山茱萸 30g |

3剂，1天1剂，每剂熬2次，把2次药液合在一起，分3次服用。

3月28日复诊：患者反馈这两天感觉身体比以前轻松，盗汗症状有所缓解，还是一直吃着能够平喘的西药。

3月29日三诊：患者自述盗汗症状消失，现在还有点咳嗽，但没有痰。因为喘证比前几天严重，所以其在当地医院进行了1次输液治疗。

分析：患者盗汗已止，浮阳已经开始回潜，治疗当进一步开云拨雾，枢转中焦，让回纳之阳进一步下潜，当前治疗以健运中焦为主。

处方：

| 茯苓 60g | 白术 45g | 干姜 10g | 五味子 20g |
| 细辛 6g | 炙甘草 20g | 山茱萸 30g | |

3剂，1天1剂，每剂熬2次，把2次药液合在一起，分3次服用。

医嘱：停用西药。

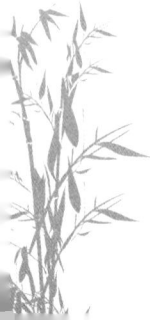

4月1日四诊：患者自述3剂药吃完，早上喘的症状缓解一些，但还有点咳，所以这几天又输了两次液。

医嘱：原方继续吃3剂。停用西药。

4月4日五诊：患者自述3剂药吃完，早晚皆不喘了，基本上不咳嗽了。这几天他没有吃西药，也没有输液。他感觉最近晚上睡觉时一直没有盗汗。患者又说了自己的一个症状，近1年多他一直感觉大便排不净，排便后仍有便意。

医嘱：我认为排便后仍然有便意是中气不足、肛门下垂的一个表现，把脾胃调理好后，这个症状就会自然解决，目前喘证已有所改善，原方再吃3剂。

4月7日六诊：患者自述吃完3剂药，喘证已好转，但有时咳嗽，已经6天没有吃能够平喘的西药了。

分析：我认为此时中焦已开，当引阳进一步潜藏，归于下焦。

处方：

附片（先煎2小时）60g　茯苓60g　　白术45g　　干姜10g
五味子20g　　　　　　细辛6g　　　炙甘草20g　山茱萸30g
3剂。

4月10日七诊：患者自述吃完3剂药后一直未喘，咳嗽也好多了，依然没有吃能够平喘的西药，但感觉食欲不佳。

医嘱：原方3剂。

4月13日八诊：患者自述排便不尽感也已消失，就是有时候还有点咳嗽，喘证一直未再发。

处方：

附片（先煎2小时）60g　茯苓60g　　白术45g　　桂枝20g
干姜10g　　　　　　　吴茱萸6g　　五味子20g　山茱萸30g
炙甘草20g

4月16日九诊：患者自述咳喘均已消失。我嘱其再吃3剂药以巩固。

4月24日患者自述已痊愈。后来此患者一直给我反馈，自述至今没有复发过。

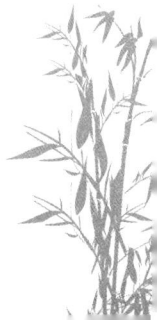

第九节　伤食腰痛案

　　我曾诊治过一位女性患者，28 岁，腰部疼痛 1 个月，CT 检查示 $L_{4\sim5}$、L_5 至 S_1 椎间盘突出，曾在某医院行输液、内服中药和康复治疗，无效，经朋友推荐来我处诊治。其自述是办公室文员，经常久坐，1 个月前晨起时突发腰部疼痛，不能转侧，不能弯腰，后去医院诊断为腰椎间盘突出症，治疗后腰部疼痛改善，现站立或坐位约 5 分钟即感腰部疼痛，转侧俯仰时腰部疼痛会加重，疼痛区域以胸腰结合部位为主，平躺时则腰痛减轻。我在查体时发现其腰段肌群柔软，唯 T_{11}、T_{12} 两旁脾俞、胃俞区域僵紧，按压这个区域患者会呃逆不断。我问其是否有胃胀反酸症状，答有，且大便酸臭。其舌淡红，边有齿痕，苔厚腻而根部剥脱，脉滑关浮大。从舌脉来看，其所患是伤食之证。我追问其发病之前是否有情绪波动与暴饮暴食的情况。其答发病前一天，男朋友提出分手，所以她很生气，晚上自己一个人在外吃了海鲜自助，吃得很饱，还喝了不少酒，饭后出来淋着小雨走回家，回家后感觉胃胀，想吐也吐不出来，一直到后半夜才入睡，第二天晨起就出现腰部剧痛症状。结合患者描述及体征来看，其发病之因是由于情志波动导致肝郁，肝郁就会横逆犯胃，加上暴饮暴食、淋雨等情况，进一步导致土虚不能制水，肾虚水泛，腰为肾之府，湿主痉，湿困于腰部，故而出现腰部拘急性疼痛。之前的医生只关注了其腰部疼痛的情况，故而按腰痛常规处理，效果不佳。我认为，当前治疗应以和中消食，柔肝止痛为主，予以针刺脊中，针入患者即感胃胀改善，让其带针行走约 20 分钟，腰痛减半，复以黄连汤合保和丸化裁。

　　处方：

人参 10g	桂枝 30g	黄连 15g	法半夏 15g
焦山楂 15g	神曲 6g	炒莱菔子 10g	茯苓 25g
陈皮 6g	连翘 10g	甘草 6g	大枣 30g
生姜 30g			

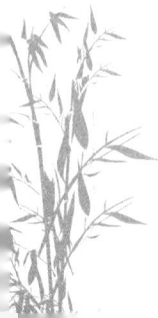

7剂，水煎服。

后来她带着朋友来找我看病，自述服用5剂药物后，反酸、腰痛等症状都消失了。

第十节　化痰治疗腰痛耳鸣案

我曾经遇到一个患者，男性，69岁，腰痛4年，伴双下肢前侧酸痛，劳累后加重，多处医治无果，现症状依旧，细问其腰部有明显的沉重感，且自觉腰冷，夏季也需要在腰部围1条毛巾才感觉舒服。另外，其耳鸣3年，时常感觉咽喉有痰，咳痰后，耳鸣会明显改善，舌淡，苔微腻，脉沉迟。我根据其腰痛症状分析此为寒湿凝聚腰部。腰为肾之府，寒湿凝聚腰部则肾阳不展，肾阳不展则不能正常暖脾胃而出现胃寒，胃寒则胃筋亦寒，故下肢前侧胃经经筋循行区域会出现酸胀。而且肾经循咽喉，亦开窍于耳，脾胃虚寒则痰湿，故治疗重点是温补脾肾，化痰通络。我予以先针太溪、丰隆，得气即取针；复针双侧听宫、翳风、外关、腕骨、中渚，针后令患者行走20多分钟后取针，1次治疗后患者即感腰腿疼痛改善，复开中药内调。

处方：

黑附片（先煎2小时）45g　　茯苓40g　　干姜40g　　白术20g

炙甘草20g　　　　　　　吴茱萸6g　　陈皮10g　　桑白皮15g

7剂，每日1剂，分3次服用。

患者隔日前来扎针1次，治疗半月，腰痛和耳鸣症状消失。

这个案例对我的启发主要不在于腰痛的治疗，因为其腰部的症状可以说是一个典型的肾着汤证，《金匮要略》对此明确提出："肾著之病，其人身体重，腰中冷，如坐水中，形如水状，反不渴，小便自利，饮食如故，病属下焦，身劳汗出，衣里冷湿，久久得之，腰以下冷痛，腹重如带五千钱，甘姜苓术汤主之。"这个患者早年是开货车的，经常会帮着搬运货物而汗出受风。其腰部有明显的沉重感且自觉腰冷，夏季也要在腰部围1条毛巾才

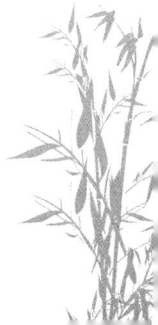

感觉舒服说明这是一个典型的肾着汤证，只要对证治疗就能改善。其腰痛4年一直没好的原因是绝大部分医生都按腰椎间盘突出症治疗了，没有从根本入手。这个案例给我的启发主要是患者描述自己咽喉有痰，咳痰后耳鸣会明显改善。所以我在处方中加了吴茱萸以暖胃，陈皮、桑白皮以化痰。我没想到通过化痰，其耳鸣改善如此明显。后来，我逐步发现大部分耳鸣患者均有痰湿，可以说10个耳鸣患者中有8个夹有痰湿。对此，我大多会配合使用茯苓、白术、吴茱萸、陈皮、桑白皮这几味药，效果明显。

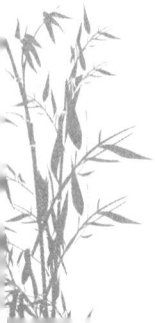